Prof. Dr. Klaus-Michael Braumann

Die Heilkraft der Bewegung

Mit Bewegungstherapie Krankheiten erfolgreich behandeln

Die Inhalte des Buches wurden vom Verfasser nach bestem Wissen erstellt und mit größtmöglicher Sorgfalt geprüft. Sie bieten jedoch keinen Ersatz für eine kompetente medizinische Beratung. Weder Autor noch Verlag können für eventuelle Nachteile oder Schäden, die aus den im Buch gegebenen Hinweisen resultieren, eine Haftung übernehmen.

Bibliografische Information der Deutschen Bibliothek
Die Deutsche Bibliothek verzeichnet diese Publikation in der Deutschen Nationalbibliografie; detaillierte bibliografische Daten sind im Internet unter http://dnb.ddb.de abrufbar.

Textredaktion: Vera Baschlakow, Andrea Stadler
Umschlaggestaltung: Weiss / Zembsch / Partner: WerkstattMünchen
Layout und Satz: Barbara Markwitz
Illustrationen: Frank Duffek
Grafiken: Marion Feldmann
Produktion: Inga Tomalla
Druck und Bindung: Druckerei Uhl, Radolfzell
Printed in Germany

ISBN-10: 3-7205-2801-4
ISBN-13: 978-3-7205-2801-6

Prof. Dr. Klaus-Michael Braumann

Die Heilkraft der Bewegung

Mit Bewegungstherapie Krankheiten erfolgreich behandeln

IRISIANA

Inhalt

Vorwort 6

Bewegung liegt in unseren Genen 8

Zur Geschichte der Bewegungstherapie 16

Warum Bewegung für den Energiekreislauf unseres Körpers so wichtig ist 18

Bewegung für den Bewegungsapparat 24

Herz-Kreislauf-Erkrankungen als Folge von Bewegungsmangel 32

Kinder brauchen mehr Bewegung 38

Wer sich bewegt, bleibt länger jung 40

Bewegung beugt Krebs vor 46

Wie funktioniert Training? 48

Leistungsfähigkeit und Trainingsintensität 59

Wie sich der Organismus an Training anpasst 73

Bewegungstherapie in Eigenregie 82

Die häufigsten Fragen zur Bewegungstherapie 86

Bewegungstherapie bei verschiedenen Krankheitsbildern

METABOLISCHES SYNDROM 88
Insulinresistenz 88
Diabetes Typ 2 96
Fettstoffwechselstörungen 103
Übergewicht (Adipositas) 108
Bluthochdruck (Hypertonie) 119

HERZERKRANKUNGEN 128
Koronare Herzkrankheit 128
Herzinsuffizienz 135

ATEMWEGSERKRANKUNGEN 144
Asthma bronchiale 144
Chronisch obstruktive Lungenerkrankung (COPD) 149

Diabetes Typ 1 154

ERKRANKUNGEN DES BEWEGUNGSAPPARATES 160
Rückenschmerzen 160
Gelenkprobleme 166
Arthrose 174
Rheumatoide Arthritis (chronische Polyarthritis) 181
Osteoporose 185

Krebserkrankungen 189

Depression und Angststörung 194

Bewegungstherapie auf Krankenschein? 204

Register 206

Vorwort

Obwohl die medizinische Versorgung immer besser wird, leiden in den westlichen Industrienationen immer mehr Menschen an chronischen Krankheiten. Stoffwechselstörungen, Herz-Kreislauf-Erkrankungen, Arthrose und Rückenschmerzen haben fast epidemische Ausmaße angenommen. Bei genauer Betrachtung zeigt sich, dass diese Krankheitsbilder alle eine wesentliche gemeinsame Ursache haben: Bewegungsmangel.

Dass regelmäßige körperliche Aktivität bei vielen Krankheiten ganz hervorragende präventive Effekte hat, weiß man spätestens seit den Siebzigerjahren. Damals konnte man belegen, dass Bewegungsfaule ein doppelt so hohes Herzinfarktrisiko haben wie körperlich Aktive. In den letzten Jahren ist aber immer deutlicher geworden, dass Bewegung Krankheiten nicht nur vorbeugen, sondern auch heilen kann. Vor allem bei Stoffwechselstörungen und den daraus resultierenden Blutgefäßveränderungen, die zu Herzinfarkt und Schlaganfall führen können, bei Bluthochdruck, Rückenschmerzen und Arthrose sowie bei psychiatrischen Erkrankungen sind die positiven Effekte einer Bewegungstherapie beeindruckend. Es scheint kaum noch eine Krankheit zu geben, bei der Bewegung nicht zumindest als ein Ko-Therapeutikum betrachtet werden kann.

Doch obgleich die Forschung mit immer neuen positiven Studienergebnissen aufwarten kann, tut sich die Medizin schwer, Bewegung als Therapie routinemäßig anzuwenden. Über Jahrtausende wurden Menschen krank, weil sie zu viel arbeiten mussten und zu wenig zu essen hatten. Ruhe und gute

Ernährung waren deshalb ein wesentliches Therapiekonzept. Heute werden die häufigsten Krankheiten jedoch durch zu viel oder falsche Ernährung und ein zu geringes Maß an körperlicher Belastung verursacht. Es ist nachvollziehbar, dass eine traditionsreiche Wissenschaft wie die Medizin Probleme hat, diesen Paradigmenwechsel in kurzer Zeit nachzuvollziehen: Erst seit wenigen Jahren ist die Vermittlung von Inhalten der Bewegungstherapie Teil des Curriculums der Medizinerausbildung.

Dieses Buch wurde nicht geschrieben, um einmal mehr zu zeigen, wie sich eine gute Fitness positiv auf die verschiedenen Bereiche des täglichen Lebens auswirkt. Es enthält auch keine Anleitungen für spezielle Übungen, mit denen man »jünger und schlanker« wird, oder gar ein Programm, wie man sich optimal auf einen Marathonlauf vorbereiten kann. Dieses Buch soll vielmehr zeigen, warum Bewegung für unsere Gesundheit so wichtig ist, und darüber aufklären, warum sie bei vielen Krankheiten fast genauso effektiv wie ein Medikament – und bei manchen sogar noch besser – wirkt. Im zweiten Teil des Buches werden ausführlich die Krankheitsbilder behandelt, bei denen Bewegung auf der Grundlage wissenschaftlicher Studien als Therapiekonzept mittlerweile international anerkannt ist.

Die Behandlung von im Grunde überflüssigen chronischen Krankheiten, hohe Arbeitsunfähigkeitszahlen und frühzeitige Berentungen verschlingen Unsummen, die dem Gesundheitssystem für die Entwicklung neuer Therapien bei schicksalhaften Erkrankungen fehlen. Noch wissen leider zu wenige, welch preisgünstiges und hochwirksames Therapiekonzept Bewegung bei vielen Krankheitsbildern darstellt – das zudem auch keine schädlichen Nebenwirkungen hat.

Bewegung liegt in unseren Genen

Die Weltgesundheitsorganisation (WHO) schlägt Alarm: Sie schätzt, dass sich rund ein Drittel aller europäischen Erwachsenen nicht ausreichend bewegen. Mehr als zwei Millionen Todesfälle gehen demnach bereits jährlich auf das Konto mangelnder Bewegung. Weltweit sind 60 bis 80 Prozent der Erwachsenen einfach nicht aktiv genug, um ihre Gesundheit zu fördern.

In unserer so genannten zivilisierten Gesellschaft besteht kaum noch die Notwendigkeit, sich körperlich anzustrengen. Fahrstühle und Rolltreppen ersparen das Treppensteigen, da fast jeder motorisiert ist, werden selbst kurze Wege mit dem Auto zurückgelegt. Lichtschalter reagieren auf akustische Signale, sodass sich niemand mehr von seiner Couch erheben muss, um sie zu betätigen. Ganz zu schweigen von der Fernbedienung für den Fernseher, die jede noch so geringe Bewegung überflüssig macht.

Legte ein Erwachsener vor 100 Jahren noch durchschnittlich fast 20 Kilometer pro Tag zu Fuß zurück, sind es heute gerade einmal 400 bis 700 Meter. Viele bewegen sich nur noch vom Wohnzimmer in die häusliche Garage und vom Firmenparkplatz an den Arbeitsplatz. Noch zu Beginn des 20. Jahrhunderts wurden ungefähr 90 Prozent des Wirtschaftsaufkommens durch menschliche Muskelkraft aufgebracht; heute ist dieser Wert unter ein Prozent gerutscht: Unsere Arbeit beschränkt sich im Wesentlichen auf das Bedienen von Maschinen.

Diese Fakten sollen kein Plädoyer dafür sein, zu vorindustriellen Zeiten zurückzukehren. Sie sollten aber nachdenklich stimmen, wenn wir unsere täglichen Bewegungsgewohnheiten und unseren Lebensstil genauer unter die Lupe nehmen. Auch wenn Jogging-Boom und Walking-Welle den Eindruck erwecken, wir seien ein Volk von Fitnessfanatikern – tatsächlich sind wir bequeme »Bewegungsmuffel« geworden. Allerdings schätzen sich die meisten Bundesbürger selbst als durchaus sportlich ein, wie der Bundesgesundheitssurvey, eine repräsentative Befragung zum Gesundheitszustand der Bevölkerung in Deutschland, die Ende der Neunzigerjahre vom Robert-Koch-Institut veröffentlicht wurde, zeigt. Dabei gaben 60 Prozent der Erwachsenen an, körperlich aktiv zu sein. Bei genauerer Betrachtung zeigte sich jedoch, dass 65 Prozent der Frauen und 60 Prozent der Männer im Alter zwischen 50 und 59 Jahren nicht einmal in der Lage sind, ohne Pause zügig drei Stockwerke Treppen zu steigen. Bei den über 40-Jährigen gelten 65 Prozent der Männer und sogar 70 Prozent der Frauen als körperlich inaktiv. Lediglich jeder Zehnte im Alter von 35 bis 60 Jahren treibt regelmäßig wenigstens moderat Sport.

Jogging-Boom und Fitness-Welle können nicht darüber hinwegtäuschen, dass die Deutschen ein Volk von »Bewegungsmuffeln« sind: Bei den über 40-Jährigen gelten immerhin 65 Prozent der Männer und sogar 70 Prozent der Frauen als körperlich inaktiv.

Immer mehr leiden an Übergewicht

Aber auch unsere Essgewohnheiten tragen nicht dazu bei, unsere körperliche Lebensqualität zu fördern. Als Folge der modernen Nahrungsproduktion ist in den westlichen Industriestaaten seit einigen Jahrzehnten Nahrung in jeder Form zu allen Zeiten im Überfluss vorhanden. Zeitweilig wird sie sogar in derartigen Mengen produziert, dass sie vernichtet werden muss, damit die Preise nicht ins Bodenlose fallen. Wir leben heute in einer Situation, die mit dem sprichwörtlichen Schlaraffenland vergleichbar ist, in der uns zu jeder Tages-

Ein Volk von Stubenhockern

Anteil der Frauen und Männer in Deutschland, die weniger als zwei Stunden pro Woche körperlich aktiv sind, in Prozent

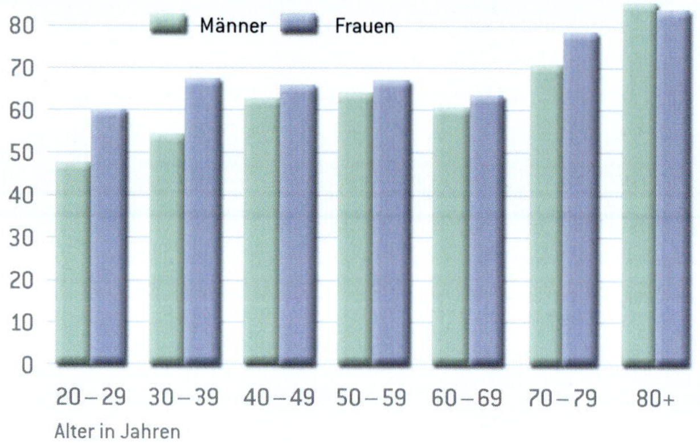

zeit rund ums Jahr alle Köstlichkeiten der Welt verfügbar sind. Die Kehrseite der Fortschrittsmedaille: Wir nehmen immer mehr Energieträger in Form von Nahrung auf, als wir durch körperliche Aktivität verbrennen können. Das im Körper normalerweise fein austarierte Gleichgewicht zwischen Energieaufnahme und -verbrauch wird zugunsten der Ersteren verschoben. Das führt dazu, dass wir immer dicker werden. In den Industrienationen haben 50 Prozent der Frauen und 67 Prozent der Männer zu viel Fett auf den Hüften.

Seit einigen Jahren folgt eine Mode-Diät auf die andere, ohne dass man dabei die eine »Wunder-Diät« für die Übergewichtigen gefunden hätte. Wer eine Diät drei Monate durchhält, kann zwar einige unliebsame Pfunde verlieren – allerdings verpufft dieser Effekt dann im Laufe der Zeit, wenn man nicht auch seinen Lebensstil ändert. Die simple Rechnung bei einer Diät geht davon aus, dass das gestörte Gleichgewicht zwischen Energieaufnahme und -verbrauch dadurch ausgeglichen werden kann, dass man lediglich auf der Seite der Energiezufuhr etwas reduziert. Dass solche Versuche meist scheitern, ist kein Wunder: Denn der ebenso wichtige Aspekt, durch körperliche Aktivität den Energieumsatz anzukurbeln, wird dabei meist außer Acht gelassen. Tatsächlich ist die durchschnittliche Energiezufuhr in den letzten Jahren nicht mehr, sondern weniger geworden. Offensichtlich haben die zahlreichen Appelle für eine gesunde Ernährung Wirkung gezeigt. Dennoch ist die Anzahl der Übergewichtigen weiter gestiegen, vor allem auch unter Kinder und Jugendlichen (siehe Seite 38f.).

Der Mensch ist nicht zum Stubenhocker geboren

Die Tatsache, dass wir körperlich kaum noch aktiv sein müssen, um Alltagsbelastungen zu bewältigen, hat natürlich Auswirkungen auf unseren Körper. Der Mensch ist nämlich nicht zum Stubenhocker geboren. In unserem biologischen Bauplan gleichen wir auch heute noch unseren Vorfahren, die als Raubaffen durch die prähistorischen Savannen zogen und ihre Beute in oftmals tagelangen Jagden buchstäblich zu Tode hetzten. Wir Menschen waren über etwa 120 000 Generationen Jäger und Sammler, die Tag für Tag körperliche Höchstleistungen erbringen mussten, um überleben zu können. Diejenigen, die aufgrund ihrer Gene dazu nicht fähig waren, starben zwangsläufig aus. Auch in den folgenden etwa 500 Generationen des Ackerbaus war eine gute körperliche Verfassung die wesentliche Voraussetzung, um den Anforderungen des täglichen Lebens gewachsen zu sein. Und selbst noch vor wenigen Jahrzehnten waren für den Industriearbeiter Körperkraft und eine gute Fitness von entscheidender Bedeutung.

Unsere genetische Ausstattung hat sich seit der Steinzeit nicht verändert. Unser Organismus ist deshalb immer noch auf das Leben der Jäger und Sammler programmiert, die täglich körperliche Höchstleistungen vollbringen mussten, um überleben zu können.

Von der Genetik her ist unser Organismus für höchste Anforderungen gemacht und extrem belastbar. Wir verfügen über ein hervorragend ausgebildetes Herz-Kreislauf-System und extrem ausdauernde Muskeln, die ein höchst effizientes System zur Energieversorgung besitzen. Wir gehören zu der Spezies mit der besten Ausdauerleistung auf diesem Planeten. Über Jahrtausende haben wir ein biologisches Rüstzeug mitbekommen, das optimale Abläufe im Körper garantiert – allerdings unter einer Voraussetzung: dass wir uns jeden Tag bewegen.

Natürlich gibt es die Möglichkeit, dass sich Gattungen im Laufe eines Entwicklungsprozesses an neue Lebensbedingungen anpassen. Ein in diesem Zusammenhang oft angeführtes Beispiel sind ursprünglich weiße Schmetterlinge, die sich auf Birken gut tarnen und vor Feinden schützen konnten. Als sich in einigen englischen Industriegebieten ab Mitte des 19. Jahrhunderts die Birkenrinde aufgrund der zunehmenden Umweltverschmutzung grau verfärbte, nahmen auch die Schmetterlinge eine graue Farbe an. Dank ihrer Tarnmöglichkeit hatten sie eine bessere Überlebenschance und konnten ihre Gene weitervererben. Derartige Anpassungen an veränderte Umweltbedingungen geschehen jedoch nicht sofort, sondern dauern in der Regel viele Generationen. So hat es sicherlich einige 100000 Jahre gebraucht, bis sich der Mensch vom Vierfüßler zu einem Lebewesen mit aufrechtem Gang entwickelt hat. Anthropologen nehmen an, dass auch bei dieser Entwicklung veränderte Umweltbedingungen eine Rolle gespielt haben: Unsere Vorfahren hatten ihren Lebensraum aus den Wäldern in die Savannen verlegt, die von hohen Gräsern bewachsen waren. Da es zum Überleben notwendig war, herannahende Feinde rechtzeitig zu erkennen, es aber keine Bäume gab, von denen aus diese

Beobachtung erfolgen konnte, waren die Individuen im Vorteil, die sich aufrichten und über das hohe Gras blicken konnten. Das könnte der genetische Druck gewesen sein, unter dem wir uns allmählich vom Vierfüßler zum aufrecht gehenden Menschen entwickelt haben.

Kalorienverbrauch pro zehn Minuten körperlicher Tätigkeit in Abhängigkeit vom Körpergewicht

Tätigkeit	Körpergewicht in Kilogramm				
	55–60	65–70	80	90	110–115
Sitzen	10	12	14	16	20
Hausarbeit	34	41	47	53	68
Treppensteigen					
– abwärts	56	67	78	88	111
– aufwärts	146	175	202	229	288
Gehen					
– 3 km/h	29	35	40	46	58
– 6 km/h	52	62	72	81	102
Joggen (10 km/h)	90	108	125	142	178
Radfahren (21 km/h)	89	107	124	142	178

Bequemlichkeit macht auf Dauer krank

Die uns angeborenen körperlichen Fähigkeiten, die unsere Vorfahren im täglichen Überlebenskampf einsetzten, werden in unserer modernen Gesellschaft nicht mehr benötigt. Das hat Konsequenzen: Eine biologische Grundregel besagt nämlich, dass alle Organe zum Erhalt ihrer Funktion minimale Reize benötigen (siehe Seite 48). Jeder, der aufgrund einer Gelenkverletzung schon einmal einen Gipsverband zum Ruhigstellen tragen musste, kennt das Phänomen: Wenn der Gips abgenommen wird, hat sich der Muskel deutlich zurückgebildet. Der Mediziner bezeichnet dies als Atrophie. Andererseits kann man durch ein gezieltes Krafttraining erreichen, dass ein Muskel erheblich an Umfang und Kraft gewinnt, wie uns gut Trainierte immer wieder beweisen. Weil wir uns im Alltagsleben nicht mehr körperlich belasten müssen, erhalten die Organe nicht mehr die Reize, die sie benötigen, um ihre Funktion zu erhalten. Fehlfunktionen durch Bewegungsmangel sind damit vorprogrammiert. Das betrifft in erster Linie das für die heutigen reduzierten Anforderungen der modernen Zivilisation vollkommen überdimensionierte Herz-Kreislauf-System mit den höchst ökonomisch arbeitenden Systemen zur Energiebereitstellung in der Muskulatur sowie unseren auf extreme Belastungen ausgerichteten Bewegungsapparat.

Um positive Effekte für die Gesundheit zu erzielen, sollte man daher als bislang eher träger Mensch etwa 300 kcal pro Tag zusätzlich verbrauchen – darüber sind sich Forscher und Trainingsexperten mittlerweile einig. Dabei muss man keineswegs gleich Leistungssport treiben. Es können durchaus kleinere Aktivitäten sein, die sich addieren – Hauptsache, man baut Bewegung bewusst in seinen Alltag ein. Was es bereits bringt, wenn man Treppen steigt, vom Auto aufs Fahrrad umsattelt und einige Wege zu Fuß erledigt, zeigt die Tabelle auf Seite 13. Wenn man dazu noch beispielsweise zweimal in der Woche 30 Minuten joggt, dann ist man mit Blick auf seinen Bewegungs-Kontostand eigentlich schon auf der sicheren Seite.

Bewegung als echte Therapie-Option

Dass viele Forscher Bewegungsmangel als das zentrale Gesundheitsproblem unserer Zeit ansehen, wäre noch vor wenigen Generationen undenkbar gewesen. In der Vergangenheit war neben Mangelernährung vielmehr körperliche Erschöpfung, die sich aus dem rauen Alltag ergab, eine der Hauptursachen, warum Menschen krank wurden. Deshalb verwundert es auch nicht, dass Krankheiten noch bis in die jüngste Vergangenheit zunächst durch körperliche Schonung und kalorienreiche Ernährung behandelt wurden. Auch heute gilt bei vielen – vor allem älteren Menschen – im Krankheitsfall noch die Maxime: »Iss mal richtig und ruh dich aus.« Doch was lange Zeit durchaus seine Berechtigung hatte, kann heute fatale Folgen haben. Wenn uns Bewegungsmangel krankmacht, liegt es auf der Hand, dass wir uns nicht länger schonen, sondern körperlich aktiv werden müssen.

Für einige Forscher stellt körperliche Inaktivität das zentrale Gesundheitsproblem des dritten Jahrtausends dar. Es ist wichtig, dass wir Bewegung nicht nur als trendigen Lifestyle begreifen, sondern als Therapie-Option für eine Vielzahl von Krankheiten.

Aber gerade dieser Paradigmenwechsel, dieser Prozess, bei dem Verständnis von Krankheiten und ihrer Behandlung um 180 Grad umdenken zu müssen, kann von einer Wissenschaft wie der Medizin offensichtlich nicht so schnell nachvollzogen werden. Erst langsam setzt sich – nicht zuletzt aufgrund immer neuer internationaler Studien – die Erkenntnis durch, dass auch so etwas Banales wie körperliche Aktivität nicht nur präventiv gegen chronische Krankheiten wirkt, sondern tatsächlich auch eine echte Therapie-Option darstellen kann. Allmählich beginnt die Medizin, sich wieder mit diesem Bereich auseinander zu setzen, der ihr nicht fremd ist, den sie aber lange Zeit ausgeblendet hatte (siehe Seite 16f.).

Zur Geschichte der Bewegungstherapie

Die Bewegungstherapie ist keine »Erfindung« unserer Zeit – Bewegung wird seit über 4000 Jahren in den Heilkünsten der verschiedenen Kulturen als Therapeutikum eingesetzt. Hinweise darauf finden sich in der altchinesischen Medizin, in der indischen Yoga-Lehre sowie in der Antike, wo Bewegung in verschiedenen Formen von Hippokrates (ca. 458–377 v. Chr.) und später von dem bekanntesten Arzt der Spätantike, Claudius Galenus von Pergamon, auch Galen genannt (130–200 n. Chr.), zur Behandlung von Krankheiten eingesetzt wurde.

Bewegungstherapie als Teil der Schulmedizin

Bewegung gehörte nach Hippokrates zu den sechs Elementen der Hygiene. In der Tradition des Galen wurde diese hippokratische Aufstellung später fortgesetzt: Bewegung und Ruhe wurden als medizinische Kategorien wie Essen und Trinken, Schlafen und Wachen betrachtet und entsprechend therapeutisch eingesetzt.

Im 5. Jahrhundert n. Chr. wurde die Bewegungstherapie von Acrelanius weiterentwickelt; er führte unter anderem die Hydrotherapie sowie die Verwendung von kleinen Hanteln im Krafttraining bei Rekonvaleszenten ein. Paulus de Gineta beschrieb bereits den Effekt, dass sich die Organfunktion durch das Erreichen einer Leistungsgrenze normalisieren würde. Bis in die Renaissance hinein gehörte die Bewegungstherapie zur Schulmedizin der Zeit. Sie wurde von dem berühmten Arzt Mercurialis (1530–1606) als »Gymnastica medica« bezeichnet und als der wichtigste Teil der Medizin angesehen. Aber schon damals gab es Kritiker: Sie argumentierten, dass Leibesübungen anstrengend und qualvoll, Gesundheit aber angenehm sei und Bewegung daher nicht gesund sein könne. Gesundheit könne nur durch die Wiederherstellung eines verlorenen körperlichen Zustandes erreicht werden. Aus diesem Grund sei eine Therapie durch Bewegung gar nicht möglich.

Bewegung statt Bettlägerigkeit

Ende des 17. Jahrhunderts empfahl der englische Arzt Richard Lower, ein Schüler des berühmten William Harvey, der den Blutkreislauf und die Entstehung des Blutdrucks beschrieben hat, Bewegung als Therapie bei Bettlägerigen einzuführen. »Wenn die Kranken bettlägerig sind und das Blut nur langsam fließt, sammelt es sich und gerinnt allmählich, da sich die Herzbewegungen verlangsamen. Es ist leicht einzusehen, wie nützlich Übungen und Bewegungen für den Körper sind.« Ein weiterer Befürworter war Francis Völler, der in seiner »Medicina gymnastica« (1705) die Verwendung von zu vielen Medikamenten durch vermehrte Bewegung ersetzen wollte. Ebenso wie Hendry de Boysregehard (1744) propagierte er die Bewegungstherapie unter orthopädischen Aspekten und empfahl den gezielten Aufbau des Muskelkorsetts zur Kompensation von Muskelschwächen. Diese Mechanismen wurden bereits so differenziert dargestellt, dass 1757 an der medizinischen Fakultät der Universität von Göttingen eine Dissertation zum Gesundheitswert des Reitens zugelassen wurde, die als eine der ersten Hinweise auf die heute praktizierte Hippotherapie (eine Form der Krankengymnastik, bei der speziell ausgebildete Pferde eingesetzt werden) angesehen werden kann.

Krankengymnastik und Trainingsgeräte

In späteren Jahren verlor die Bewegungstherapie zunehmend an Bedeutung. Allerdings wurden im 19. Jahrhundert die Grundlagen für die moderne Krankengymnastik gelegt: Der Schwede Per Henrik Ling (1776 bis 1839) entwickelte in Stockholm die nach ihm benannte Gymnastik, die später in modifizierter Form Grundlage der krankengymnastischen Heilbehandlung wurde und spätestens nach 1869 weite Verbreitung fand. In dieser Zeit entstanden auch die Vorläufer der ersten Trainingsgeräte, die heute aus der Bewegungstherapie nicht mehr wegzudenken sind. Es war wiederum ein Schwede, der Arzt Gustav Zander, der mit von ihm entwickelten mechanischen Apparaten verschiedene Krankheiten erfolgreich behandelte. Seine größten Erfolge hatte er bei der Rehabilitation von Unfallopfern, die dank dieser neuen Therapie wieder relativ schnell arbeitsfähig waren. Wie die Aktivitäten von Ling wurden zunächst auch die von Zander in der Fachwelt mit großer Zurückhaltung und Skepsis betrachtet.

Bewegungstherapie für Infarktpatienten

Bereits 1870 forderte der deutsche Arzt Max Joseph Oertel erstmals, Patienten mit den Symptomen einer koronaren Herzerkrankung regelmäßige Bewegung zu verordnen. Bei der Behandlung eines Herzinfarkts – der damals allerdings noch eine relativ seltene Erkrankung war – wurde lange Zeit eine absolute Ruhigstellung von sechs Wochen gefordert. Erst seit den frühen Sechzigerjahren wurde dieses Konzept langsam durchbrochen, und erst ab 1978 ist eine frühzeitige Bewegungstherapie nach Herzinfarkt bei einem unkomplizierten Verlauf wissenschaftlich »sanktioniert«. Mittlerweile gibt es in Deutschland mehr als 6000 ambulante Gruppen, in denen Patienten nach einem Herzinfarkt ein regelmäßiges Bewegungstraining erhalten. Dieses Konzept ist mittlerweile auf andere Krankheitsbilder übertragen worden. So sind heute zum Beispiel Trainingsgruppen für Patienten mit Asthma und Bluthochdruck weit verbreitet.
Auch wenn sich die Bewegungstherapie in den letzten Jahrzehnten in ihren verschiedenen Fassetten in bemerkenswerter Weise fortentwickelt hat, ist sie innerhalb der medizinischen Fächer doch eher eine Randerscheinung geblieben. Erst seitdem in jüngster Zeit die Erkenntnis an Boden gewinnt, dass viele der so genannten Zivilisationskrankheiten neben Ernährungsfehlern auch (oder gerade) durch Bewegungsmangel verursacht werden, gewinnt Bewegung als echtes Therapiekonzept wieder mehr und mehr an Bedeutung.

Warum Bewegung für den Energiekreislauf unseres Körpers so wichtig ist

Chronische Krankheiten sind zu einer Plage unserer Zeit geworden, unter der immer mehr Menschen leiden. Auf den ersten Blick scheint es sich hierbei um eigenständige Krankheitsbilder zu handeln. Schaut man aber genauer hin, erkennt man, dass ihnen ein gemeinsamer Entstehungsmechanismus zu Grunde liegt – Bewegungsmangel.

Als chronische Krankheiten bezeichnet man alle gesundheitlichen Auffälligkeiten, die länger als sechs Monate dauern bzw. im Verlauf eines Jahres mehrfach eine ärztliche oder medikamentöse Behandlung nötig machen. Diese Krankheiten können verschiedene Organsysteme betreffen. Die Statistik wird von Herz-Kreislauf-Erkrankungen angeführt, die mittlerweile mit fast 50 Prozent die Haupttodesursache in den Industrienationen darstellen, gefolgt von Erkrankungen des Stoffwechsels und des Bewegungsapparates. Diabetes und Fettstoffwechselstörungen sind dabei oftmals Voraussetzung für die Entstehung von Herz-Kreislauf-Erkrankungen; bei den Problemen am Skelett sind es die Rückenschmerzen, die einen großen Anteil der chronischen Krankheiten ausmachen. Sicherlich müssen auch noch verschiedene Formen psychischer Erkrankungen zu den chronischen Erkrankungen gerechnet werden.

So viel sei an dieser Stelle bereits festgehalten: Viele innere Erkrankungen werden im Wesentlichen dadurch verursacht, dass die am Energieumsatz beteiligten Organsysteme im menschlichen Körper – Atmung, Kreislauf und Stoffwechsel – gestört sind, weil wir uns zu wenig bewegen. Bei dem Versuch, den gemeinsamen Ursachen auf den Grund zu gehen, kann man an verschiedenen Stationen in einen Teufelskreis einsteigen. Wir betrachten im Folgenden zunächst das Energiebereitstellungssystem für unsere Muskeltätigkeit.

Die Energietanks in unseren Muskeln

Die menschlichen Muskeln sind für ihre Aufgaben hervorragend ausgestattet. Sie bestehen aus einer Vielzahl längs verlaufender Muskelfasern, deren wichtigste Eigenschaft darin besteht, sich zusammenziehen zu können. Dies geschieht durch eine chemische Reaktion zwischen den Rie-

Wie unsere Muskeln aufgebaut sind

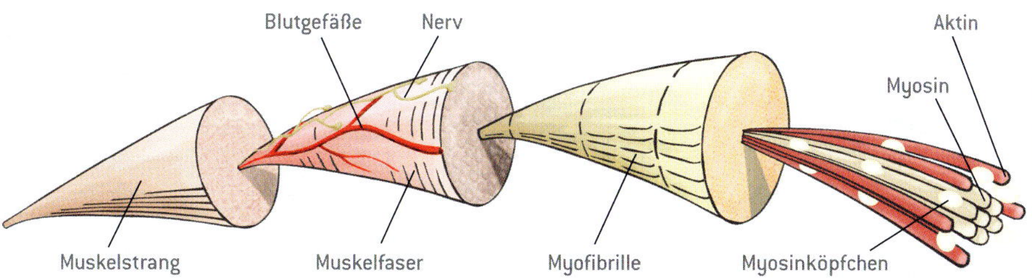

Muskelstränge
durchziehen jeden Skelettmuskel. Sie sind über Sehnen an den Knochen befestigt und halten die Gelenke zusammen.

Muskelfasern
Für eine Kontraktion des Muskels müssen sich mehrere Muskelfasern zusammenziehen. Den »Befehl« dafür erhalten sie über einen Nervenimpuls.

Myofibrillen
Beim Training nimmt ein Muskel an Umfang zu, indem sich die einzelnen Fasern verdicken. Dies geschieht, weil in ihm die Anzahl der Myofibrillen zunimmt.

Aktin und Myosin
sind dafür verantwortlich, dass sich die Muskeln zusammenziehen können. Für ihr Zusammenspiel benötigen sie ATP als Energielieferanten.

senmolekülen Aktin und Myosin, die in regelmäßiger Reihenfolge in den Muskelzellen angeordnet sind. Durch diese Reaktion verkürzen sich die Muskelfasern und ziehen die beiden Punkte, an denen sie befestigt sind, aufeinander zu. So bewegen und stabilisieren sie die Gelenke und ermöglichen damit Bewegung.

Für das Zusammenspiel der Moleküle Aktin und Myosin wird Energie benötigt, die von der Substanz Adenosintriphosphat (leichter zu merken als ATP) geliefert wird. Dieses ATP ist gleichsam das Benzin für eine große Anzahl von Reaktionen im Körper, bei denen Energie benötigt wird. Ziel fast aller chemischer Reaktionen zur Energiebereitstellung ist daher die Neubildung von ATP. Eine ausdauerleistungsfähige Muskulatur muss deshalb in der Lage sein, möglichst lange viel ATP erzeugen zu können. Dies geschieht in speziellen Strukturen innerhalb der Muskelfasern, den so genannten Mitochondrien, die auch als die »Kraftwerke der Zellen« bezeichnet werden. Die Reaktionen in den Mitochondrien folgen einem Grundprinzip: der Verbrennung von Nährstoffen mit Sauerstoff. Bei diesen Nährstoffen handelt es sich in erster Linie um Kohlenhydrate und Fette, die wir über die Nahrung aufnehmen und die in den Muskelzellen gespeichert sind.

Der zweite Reaktionspartner bei der Synthese von ATP zur Energiebereitstellung ist Sauerstoff. Er wird über das Blut aus der Lunge in die kleinen Blutgefäße der Muskeln gepumpt und tritt von dort in die Muskelfaser über. Während also situationsabhängig mal mehr oder weniger viel Sauerstoff antransportiert wird, liegen in der Muskelzelle die Energiespeicher in Form von Fetttröpfchen oder Glykogenkörnchen (Glukose wird als Glykogen gespeichert) bereits vor.

Wenn wir uns nicht bewegen und der Körper dadurch wenig Sauerstoff aufnimmt, werden diese muskulären Energiespeicher kaum genutzt. Die Folge: Die Energietanks sind randvoll. Wird jetzt noch weitere Energie zugeführt – durch oftmals auch noch sehr hochwertige und energiehaltige Nahrung –, ist die erste Störung vorprogrammiert: Wohin mit den Energieträgern? Unser Körper hat sich über Jahrtausende zu einem ökonomisch arbeitenden System entwickelt. Jede Nahrungskalorie, die nicht sofort zur Energiebereitstellung genutzt wird, wandelt er in Fett um und speichert sie in dieser Form.

Unser Körper hat sich im Laufe der Evolution zu einem äußerst ökonomisch arbeitenden System entwickelt. Jede Nahrungskalorie, die nicht sofort zur Energiebereitstellung genutzt wird, wandelt er in Fett um und speichert sie in dieser Form.

Blutzuckerspiegel und Insulin

Die Nahrung, die wir zu uns nehmen, wird in den Verdauungsorganen verschiedenen chemischen Reaktionen ausgesetzt, die sie in ihre Einzelbestandteile aufspalten: Fettsäuren, Aminosäuren und Zucker. In dieser Form können sie durch die Darmwand ins Blut aufgenommen werden. Kurz nachdem wir Nahrung zu uns genommen haben, kommt es also zu einer Erhöhung des Blutzuckerspiegels. Wenn die muskulären Energietanks aber bereits voll sind, können die Muskeln die im Blut gelösten Zuckermoleküle nicht vollständig aufnehmen.

Der Organismus registriert den erhöhten Blutzuckerspiegel und setzt das Hormon Insulin frei, das in bestimmten Zellen der Bauchspeicheldrüse produziert wird. Insulin sorgt dafür, dass die Wände der Muskelzellen kurzfristig für Zucker durchlässig werden. Werden dem Körper Kohlenhydrate zugeführt, ohne dass man sich ausreichend bewegt, kommt es also zu einem Insulinanstieg, der deutlich höher ausfällt, als wenn man regelmäßig körperlich aktiv wäre.

Zunächst kann die vermehrte Insulinproduktion den Blutzuckerspiegel noch in einem tolerablen Bereich halten. In dieser Phase finden sich bei Blutuntersuchungen oftmals ein Blutzuckerwert, der zwar unter Umständen noch »normal« ist, sich aber schon in einem erhöhten Normalbereich befindet, sowie eine erhöhte Insulinkonzentration. Diese Konstellation wird als »Insulinresistenz« bezeichnet; sie ist der Anfang einer Entwicklung, die über einen erhöhten Blutdruck, Übergewicht und Fettstoffwechselstörungen zum Bild des so genannten Metabolischen Syndroms führt.

Das Metabolische Syndrom

Wenn mehr Kohlenhydrate aufgenommen werden, als die Zellen zur Deckung des aktuellen Energiebedarfs aufnehmen können, werden sie zu Fetten umgewandelt, damit sie besser gespeichert werden können. Auf längere Sicht führt diese permanente Fetteinlagerung zu Übergewicht. Aber auch die aufgenommenen und aus den Kohlenhydraten im Körper produzierten Fette können bei fehlender Bewegung nicht mehr adäquat zur Deckung des Energiebedarfs herangezogen werden. Schließlich werden nur noch bestimmte Formen von Fetten gebildet, und es entstehen Fettstoffwechselstörungen. Das Fett selbst ist dabei kein totes Gewebe, sondern produziert verschiedene Botenstoffe, die zu einer Erhöhung des Blutdrucks beitragen und auch eine erhöhte Entzündungsbereitschaft des Körpers zu bewirken scheinen. Dies wird als eine wichtige Ursache bei der Entstehung von Blutgefäßveränderungen diskutiert.

Wenn nach einer langjährigen Insulinresistenz die Kapazität der insulinproduzierenden Zellen in der Bauchspeicheldrüse erschöpft ist und nicht mehr genügend Insulin produziert werden kann, findet sich das Bild des Diabetes Typ 2, der auch als Altersdiabetes bezeichnet wird (siehe Seite 96ff.). Bluthochdruck, Fettstoffwechselstörungen, Übergewicht und Diabetes Typ 2 sind wichtige Faktoren, die die Entstehung von Ablagerungen in den Blutgefäßen begünstigen und deshalb als »atherogene (also Atherosklerose erzeugende) Risikofaktoren« bezeichnet werden. Die Kombination dieser Krankheitsbilder wird seit etwa 20 Jahren als Metabolisches Syndrom bezeichnet. Während man lange Zeit vor allem Ernährungsfehler für die Entstehung dieses Symptomenkomplexes verantwortlich gemacht hatte, setzt sich in der Forschung mittlerweile zunehmend die Erkenntnis durch, dass Bewegungsmangel eine der Hauptursachen ist. Meist beginnt dieses »tödliche Quartett« der vier großen Zivilisationskrankheiten im Alter zwischen 30 und 40 Jahren seine zerstörerische Arbeit.

Das »Metabolische Syndrom«

Wenn gleichzeitig Bluthochdruck, eine Fettstoffwechselstörung, Übergewicht und ein Diabetes Typ 2 bestehen, spricht man vom »Metabolischen Syndrom« oder auch – plakativer – vom »tödlichen Quartett«. Manche Definitionen nennen auch noch die Gicht als fünftes Element in diesem Symptomenkomplex. Wer am Metabolischen Syndrom leidet, hat ein besonders hohes Herzinfarktrisiko. Als Hauptursache rückt neben falscher Ernährung mehr und mehr Bewegungsmangel in den Vordergrund. Deshalb verwundert es nicht, dass bewegungstherapeutische Maßnahmen besonders positive Effekte zeigen.

Aus der Sicht der Bewegungsmedizin liegt die Lösung des Problems dort, wo das System »verstopft« ist: in dem fehlenden Energieumsatz der Muskulatur. Regelmäßige Bewegung führt dazu, dass die muskulären Energietanks immer wieder geleert werden, und schafft somit Platz für neue Nahrungsstoffe. In der Tat sind die positiven Effekte eines Bewegungstrainings gerade bei den geschilderten Krankheitsbildern enorm (siehe auch Seite 88ff.).

Bewegung für den Bewegungsapparat

Bewegungsmangel wirkt sich zuerst auf die Muskulatur aus: Wenn sie nicht gefordert wird, verliert sie an Kraft. Etwa 80 Prozent der chronischen Rückenschmerzen sind auf eine abgeschwächte Rückenmuskulatur zurückzuführen. Mangelnde Muskelkraft hat Konsequenzen – für den gesamten Bewegungsapparat.

Die Muskulatur ist das größte Organ des Körpers, sie kann – je nachdem, wie gut sie ausgebildet ist – zwischen 20 und 55 Prozent des Körpergewichts ausmachen. Um optimal zu funktionieren, benötigt sie wie alle Organe regelmäßige Belastungsreize: Dieses Prinzip werden wir noch mehrfach kennen lernen (siehe Seite 30f.). Es ist die Grundlage dafür, dass eine regelmäßige Wiederholung von Belastungen (Training) eine Leistungsverbesserung verschiedener Organe bewirken kann. Bleiben diese Belastungsreize aus, wird die Muskulatur unterfordert: Der Muskel verliert an Kraftfähigkeit und die Muskelmasse verringert sich.

Die Muskulatur ist also in der Lage, sich als ein »dynamisches« Gewebe den jeweiligen Belastungen anzupassen. Das ist ein Prozess, der zwar nicht innerhalb von wenigen Tagen abläuft, aber doch in relativ kurzer Zeit erhebliche Funktionsanpassungen ermöglicht. Das zentrale Problem des Bewegungsmangels besteht darin, dass die Muskulatur insgesamt an Masse abnimmt. Das hat auch Konsequenzen für Knochen und Gelenke, die mit der Muskulatur in enger Beziehung stehen.

Die Wirbelsäule – die Stütze unseres Körpers

Eine verringerte Muskelmasse hat zur Folge, dass bestimmte statische Funktionen, die die aufrechte Körperposition ermöglichen, nicht mehr in ausreichendem Maße geleistet werden können. Dies macht sich in besonderer Weise an der Wirbelsäule bemerkbar. Dieses zentrale Stützorgan des Körpers besteht aus 24 unregelmäßig geformten Knochen (Wirbel), die gleichsam wie Bauklötze aufeinander gestapelt sind und eine, von der Seite aus betrachtet, doppelt s-förmige Säule bilden, die durch die begleitende Muskulatur aufgerichtet und stabilisiert wird. Dabei findet sich im Bereich der Lenden- und der Halswirbelsäule jeweils eine Auswölbung

▸ Tragen, bewegen, schützen – die Funktionen der Wirbelsäule

Als »Achse« des Rückens hat die Wirbelsäule mehrere wichtige Aufgaben zu erfüllen:

- Die Wirbelsäule trägt die gesamte Last des Oberkörpers. Das bedeutet, dass der größte Teil des Körpergewichts von der Wirbelsäule über das Becken auf die Beine übertragen wird.
- Zusammen mit einer gut ausgebildeten Rumpfmuskulatur bestimmen die Bandscheiben als elastische Verbindungen zwischen den Wirbeln den Grad der Beweglichkeit des Rumpfes. Ist die Muskulatur zu schwach, führt dies zu Schäden an den Wirbelgelenken.
- Die Wirbelkörper bilden einen knöchernen Kanal, in dem das Rückenmark mit seinen Nervenbahnen gut geschützt vom Gehirn zum zweiten Lendenwirbel verlaufen kann.

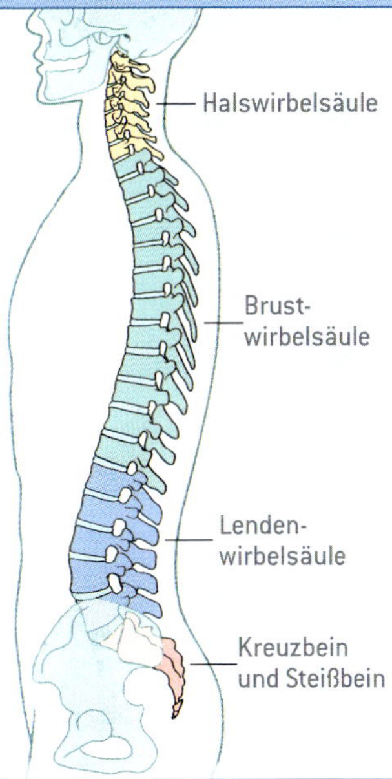

nach vorne – eine so genannte Lordose –, im Bereich der Brustwirbelsäule dagegen eine Auswölbung nach hinten, die als Kyphose bezeichnet wird. Von den Wirbelkörpern gehen seitlich und nach hinten knöcherne Sporne ab, die als Längs- oder Querfortsätze bezeichnet werden. Sie dienen als Befestigungspunkte und Hebel für die Muskeln.

Die Wirbelkörper sind über kleine Gelenke miteinander verbunden, die ihnen eine gewisse Beweglichkeit gegeneinander ermöglichen. Diese Gelenke sind von ihrem Grundprinzip genauso aufgebaut wie alle Gelenke im Organismus: Sie enthalten mit Knorpel überzogene Gelenkflächen, eine Gelenkkapsel sowie Verstärkungsbänder und werden von einer gut ausgebildeten Muskulatur stabilisiert. Und ebenso wie bei anderen Gelenken entstehen Schmerzen dann, wenn diese Stabilisierung im Laufe einer Belastung nachlässt. Die Kapseln werden überlastet und gedehnt; dadurch wird vermehrt Gelenkflüssigkeit gebildet, was zu einer Druckerhöhung innerhalb des Gelenks führt.

Muskelkraft festigt die Architektur der Wirbelsäule

Die stabilisierende Muskulatur ist in verschiedenen Schichten um die Wirbelsäule angeordnet. Die unterste Schicht wird von kleinen Muskeln gebildet, welche die einzelnen Wirbelkörper miteinander verbinden. Sie ermöglichen die Beweglichkeit der einzelnen Wirbelkörper gegeneinander sowie die Aufrichtung der Wirbelsäule. Danach findet sich eine zweite längs verlaufende Schicht, die bei Anspannung die Wirbelsäule parallel seitlich stützt. Wenn die Wirbelsäule nicht mehr optimal stabilisiert und aufgerichtet werden kann, weil die Muskelkraft geschwächt ist, kommt es unter der Einwirkung der Schwerkraft zu einer Verstärkung der Vorwölbungen. Das auf der Wirbelsäule lastende Gewicht verstärkt die Lordose in der Lendenwirbelsäule sowie die Kyphose in der Brustwirbelsäule. Der Rücken nimmt eine runde Form an (Rundrücken), oder es entsteht ein Hohlkreuz.

Neben den Rücken- sind aber auch die Rumpfmuskeln an der Stabilisierung der Wirbelsäule beteiligt. Der Biomechaniker Michael Morlock von der TU Hamburg-Harburg hat in einem Modell sehr schön die Wirkung einer gut ausgebildeten Rumpf- und wirbelsäulenumfassenden Muskulatur gezeigt. Er hat berechnet, dass die Kräfte, die bereits beim Heben einfacher Lasten auf einen einzelnen Wirbelkörper einwirken, so stark sind, dass der Knochen, wäre er ungeschützt, unter dieser Last zusammenbrechen würde. Wenn die vordere und seitliche Bauchmuskulatur gleichzeitg angespannt werden, entsteht eine erhebliche Druckerhöhung im Bauchraum, die zu einer ringförmigen Verfestigung der äußeren Bauchwand führt. Durch die im Bauchraum liegenden Eingeweide wird dieser Druck zu dem Gewebe weitergeleitet, das die Wirbelsäule direkt umgibt. Der dadurch entstehende Druck stabilisiert die Knochensäule als dritte Kraft.

Verfügt die Rücken- und Rumpfmuskulatur nicht über genügend Kraft, verändert dies die Körperhaltung. Mangelnde Kraft führt aber auch dazu, dass diese Muskeln oft im Grenzbereich ihrer Leistungsfähigkeit gefordert sind. Die Folge: Sie werden hart und ziehen mit hoher Spannung an der Knochenhaut der Wirbelkörper.

Verfügt die Rücken- und Rumpfmuskulatur nicht mehr über genügend Kraft, verändert dies aber nicht nur die Körperhaltung. Mangelnde Kraft hat auch zur Folge, dass die Muskeln, die normalerweise an der aufrechten Position beteiligt sind, häufig im Grenzbereich ihrer Leistungsfähigkeit gefordert sind. Sie reagieren dann so, wie alle Muskeln reagieren, die kurzfristig überlastet werden: Sie werden fest und hart, wodurch die in ihnen befindlichen Blutgefäße komprimiert werden. Damit wird nicht nur die Durchblutung, sondern auch der Antransport von Nährstoffen und der Abtransport der

Stoffwechselend- und -zwischenprodukte behindert. Die Folge: In den Muskeln sammeln sich Stoffwechselprodukte an, was durch Sauerstoffmangel noch gesteigert wird und schließlich erhebliche Schmerzen verursacht.

Besonders schmerzempfindlich: die Knochenhaut

Wenn Muskeln mit hoher Spannung an der Knochenhaut ziehen, führt dies zu erheblichen Schmerzen. Dieses Phänomen tritt nicht nur am Rücken auf, sondern äußert sich auch als »Spannungskopfschmerz« oder »Tennisellbogen«.

Die unter erhöhter Spannung stehenden Muskeln ziehen mit stärkerem Zug an ihren Aufhängepunkten. Das sind an der Wirbelsäule die mit Knochenhaut überzogenen Wirbelkörper bzw. die Seit- und Querfortsätze dieser Knochen. Wenn ein Muskel an der Knochenhaut zieht, ist dies ebenfalls äußerst schmerzhaft, denn die Knochenhaut gehört zu den Organen mit der größten Schmerzempfindlichkeit. Diese so genannten Insertionsschmerzen (von »insertio« = Ansatzstelle eines Muskels) treten nicht nur im Bereich des Rückens auf, sondern überall im Körper, wo Muskeln nach Überlastung oder auch durch eine stressbedingte Erhöhung des Muskeltonus mit erhöhter Spannung an ihren Aufhängepunkten ziehen: Am Hinterkopf, dort wo die Halsmuskeln ansetzen, sind sie häufig Auslöser von »Spannungskopfschmerz«. Am Ellbogen verursachen Insertionsschmerzen als »Tennis-« oder »Golferellbogen« heftige Probleme – und zwar auch bei Personen, die noch nie Tennis oder Golf gespielt haben. Ursache ist eine Überlastung der Unterarmmuskulatur, die nicht nur von einer falschen Schlagtechnik, sondern auch von ungewohnten Arbeiten und häufigem Händeschütteln herrühren kann. Und auch hartnäckige Leistenschmerzen, Probleme im Bereich der Kniescheiben, besonders aber auch Achillessehnenschmerzen können durch einen über eine längere Zeit erhöhten Muskeltonus verursacht sein (siehe auch Seite 173).

Bewegung »ernährt« den Gelenkknorpel

Fehlt als Folge von Bewegungsmangel Muskulatur, sind davon auch die Gelenke betroffen. Denn neben der Kapsel und den Bändern sind es in erster Linie die Muskeln, die einen entscheidenden Anteil an der Stabilisierung der Gelenke haben. Darüber hinaus ist regelmäßige Bewegung auch wichtig, um den Gelenkknorpel zu ernähren. Diese Substanz, die die Knochenenden in den Gelenken überzieht und dort gleichsam eine Art Puffer bildet, verfügt über keine Blutgefäße. Die Versorgung geschieht stattdessen durch die Diffusion von Nährstoffen aus der Gelenkflüssigkeit, die bei Belastung von der Gelenkinnenhaut produziert wird.

> **▸ Elastische Bandscheiben**
>
> Be- und Entlastung bewirken einen osmotischen Prozess, der die Bandscheibe mit Nährstoffen versorgt. Deshalb ist regelmäßige Bewegung so wichtig – vor allem auch im Alter, wenn der gallertartige Kern der Bandscheiben an Elastizität verliert. Schlimmer als eine Überlastung ist eine Unterforderung der Bandscheibe – auch wenn Bewegung bei Schmerzen oder Verspannung schwerfällt.

Wenn wir uns bewegen, wird diese Gelenkflüssigkeit durch Be- und Entlastung des Knorpels gleichsam in die Knorpelsubstanz hineingepresst. Zum Vergleich kann man sich einen Schwamm vorstellen, der sich mit Wasser vollsaugt, wenn man ihn zusammendrückt und wieder entlastet – so funktioniert auch die Durchsaftung des Knorpels. Regelmäßige Bewegung ist also eine zentrale Voraussetzung dafür, dass die Knorpelzellen mit Nährstoffen versorgt werden. Gleichzeitig stabilisiert Bewegung auch die Gelenke: Wenn die Knorpel sich mit Flüssigkeit füllen und dicker werden, vergrößert sich dadurch der Abstand der Knochen voneinander, sodass die Bänder, die das Gelenk stabilisieren, gestrafft werden. Dieses Phänomen spielt auch bei der Entstehung von Rückenbeschwerden eine wichtige Rolle. Die Bandscheiben werden nur gleichmäßig mit Nährstoffen versorgt, wenn sie regelmäßige be- und entlastet werden. Ein Absinken der Bandscheibenhöhe bedeutet, dass das Gefüge der Wirbelsäule locker wird, was zwangsläufig zu Schmerzen führt.

Der Aufbau der Knochen

Knochen sind elastisch und trotzdem hart. Dass sie kein statisches Organ sind, erkennt man unter anderem an den teilweise eigenwilligen Formen, die sie annehmen, wenn sie nach einer Fraktur ohne ärztliche Unterstützung wieder zusammenwachsen.

Das Skelett besteht aus einer Vielzahl von Knochen; Anatomen beschreiben zwischen 238 und 243. Die Knochen haben unterschiedliche Funktionen. Sie bilden einerseits ein zentrales Gerüst, haben andererseits aber auch eine Schutzfunktion für die verschiedenen Organe: Der von den Rippen gebildete Brustkasten schützt Lungen und Herz, die Schädelknochen das Gehirn, und die Wirbelkörper bilden den Wirbelkanal und schützen so das empfindliche Rückenmark. Daneben haben die Knochen aber auch noch die Funktion eines Mineraldepots und sind der Ort der Blutbildung, die lebenslang im Mark der flachen und platten Knochen stattfindet. Knochen bestehen aus einer elastischen Grundsubstanz, in die Kalksalze zur Stabilisierung eingelagert sind. Sie sind deshalb elastisch und trotzdem hart; sie vereinen geringes Gewicht mit höchster Stabilität. Die langen Röhrenknochen der Arme und Beine, die vertikale Kräfte aufnehmen und weiterleiten müssen, bestehen aus einer festen harten Wand, die im Inneren einen Hohlraum bildet, in dem sich das Knochenmark befindet. An den Enden verbreitert sich der Knochen und bildet einen Teil der Gelenke.

Reize für die Knochenbildung

Regelmäßige Bewegung ist für die Knochenbildung von entscheidender Bedeutung. Der Knochen selbst ist ja kein statisches Organ, sondern ebenso wie die Muskulatur durchaus in der Lage, sich veränderten Belastungen anzupassen. Man erkennt das gut an den teilweise einseitig entwickelten Knochen des Schlagarms bei Tennisspielern oder auch an den teilweise eigenwilligen Formen, die ein Knochen annimmt, wenn er nach einer Fraktur ohne ärztliche Unterstützung wieder zusammenwächst.

Der Knochen enthält in seiner elastischen Grundsubstanz ein System, das von Knochenzellen gebildet wird, die in der Lage sind, Knochen auf- und abzubauen. In besonders belasteten Zonen bilden die knochenaufbauenden Zellen, die so genannten Osteoblasten, Knochensubstanz, während in den Bereichen, in denen keine regelmäßigen Belastungen registriert werden, die Osteoklasten die dort befindliche Knochensubstanz abbauen. Die Osteoblasten reagieren also auf eine Belastung des Knochens, die zu einer Kompression führt. Diese wird registriert und führt zu elektrochemischen Veränderungen an den Zellen, die dann mit dem Knochenaufbau beginnen. Bei diesen Belastungen handelt es sich in erster Linie um vertikale Kräfte, wie sie beispielsweise beim Gehen auftreten. Diese Kräfte entstehen aber auch durch den Muskelzug, sodass auch eine gut ausgebildete Muskulatur eine Stimulation der knochenaufbauenden Osteoblasten bewirken kann. Ist man körperlich nicht aktiv, werden die Osteoblasten weniger stimuliert, und es kommt zu einem langsamen Verlust an Knochensubstanz. Die Folge: Die Knochendichte nimmt ab, und dadurch wächst die Gefahr, dass der Knochen leicht bricht.

▸ Bewegung für starke Knochen

Regelmäßige Bewegung – am besten von Kindesbeinen an –, kombiniert mit einer kalziumreichen Ernährung, ist eine wesentliche Voraussetzung dafür, gesunde und kalkhaltige Knochen zu entwickeln. So kann man schon frühzeitig einer späteren Entkalkung, wie sie für die Osteoporose charakteristisch ist, effektiv vorbeugen.

Herz-Kreislauf-Erkrankungen als Folge von Bewegungsmangel

Seit Jahrhunderten ist regelmäßige Bewegung als hilfreiches Mittel bekannt, um Krankheiten zu verhindern. »Einmal am Tag schwitzen«, lautet eine alte Bauernweisheit, die heute aktueller ist denn je. Das gilt vor allem für Herz-Kreislauf-Erkrankungen: Wer nicht körperlich aktiv ist, bei dem steigt das Risiko für eine koronare Herzkrankheit um 50 Prozent.

Bei allen Menschen kommt es im Laufe des Lebens zu einer allmählichen, mehr oder weniger schnell ablaufenden Veränderung der Blutgefäße, vor allem der Arterien, die das Blut vom Herzen weg zu den verschiedenen Organen des Körpers transportieren. In den Wänden dieser Arterien bilden sich Ablagerungen von Fettpartikeln, die später verkalken, weshalb dieses Krankheitsbild in der Medizin auch als Arteriosklerose bezeichnet wird. Durch diese Ablagerungen verengen sich allmählich die Arterien, sodass – vergleichbar mit einem langsam verkalkenden Wasserrohr – irgendwann nicht mehr genug Blut hindurchfließen kann. Diese arteriosklerotischen Veränderungen können überall im Körper auftreten: Wenn sich die Beinarterien verengen, treten beim Gehen Schmerzen in den Beinmuskeln auf, weil nicht mehr genug Blut hineingelangt. Menschen, die darunter leiden, müssen beim Gehen immer wieder kleine Pausen einlegen, um den Muskeln Zeit zu geben, ihren Sauerstoffmangel auszugleichen. Typischerweise bleiben dann die

Betroffenen (meist sind es Männer, die unter der arteriellen Verschlusskrankheit der Beine leiden) plötzlich vor irgendwelchen Schaufenstern stehen und betrachten scheinbar interessiert die Auslagen. Man spricht deshalb auch gern von der »Schaufensterkrankheit«. Bei arteriosklerotischen Veränderungen der Kopfarterien kann es zu vermehrten Schwindelgefühlen, vorübergehenden Lähmungen oder einer allgemeinen langsam ablaufenden Verhaltensveränderung kommen, wie etwa vermehrte Vergesslichkeit und andere Eigenschaften, die man üblicherweise älteren Menschen nachsagt.

Veränderungen der Herzkranzarterien können dramatische Folgen haben, allerdings werden sie oft erst sehr spät wahrgenommen. Meist verursachen sie unter Ruhebedingungen keine Beschwerden, sondern machen sich bei ungewohnter körperlicher Belastung bemerkbar.

Wie die koronare Herzkrankheit entsteht

Die präventiven Effekte regelmäßiger körperlicher Bewegung wurden erstmals am Krankheitsbild der so genannten koronaren Herzkrankheit systematisch wissenschaftlich erforscht. Als koronare Herzkrankheit bezeichnet man Symptome, die durch Einengungen der Herzkranzarterien verursacht werden. Diese Veränderungen werden oftmals erst sehr spät wahrgenommen, können teilweise aber dramatische Auswirkungen haben. So wie ein großvolumiger Automotor mit der Benzinleitung eines Kleinwagens im Leerlauf durchaus noch gut mit Treibstoff versorgt wird und erst bei höherer Leistung zu stottern beginnt, so verursachen auch eingeengte Herzkranzarterien unter Ruhebedingungen oftmals keinerlei Beschwerden, weil der Sauerstoffbedarf des Herzens noch gedeckt werden kann. Erst wenn das Herz bei ungewohnter körperlicher Belastung eine hohe Leistung erbringen muss und durch die verengten Blutgefäße nicht mehr genug Blut fließen kann, machen sich die Veränderungen bemerkbar: Es tritt ein typisches Druckgefühl in der linken Brusthälfte auf, oft verbunden mit Schmerzen, die in den linken Arm, die Schulter oder auch in die Kiefer ausstrahlen können. Häufig kommt es auch zu Atemnot, die Panik- und Angstgefühle auslöst. All diesen Symptomen ist gemeinsam, dass sie mit Beginn einer Belastung oder kurz danach eintreten und sich sofort zurückbilden, wenn die Belastung abgebrochen wird. Diese Symptomatik wird als Angina pectoris bezeichnet.

▸ Die Aufgaben des Herz-Kreislauf-Systems

Unser Kreislauf pumpt pro Minute 5 l Blut durch die Gefäße – das sind etwa 10 000 l am Tag. Das Herz-Kreislauf-System stellt das wichtigste Transportsystem des Organismus dar. Es ist verantwortlich für:

- den Hintransport von Sauerstoff und Nährstoffen,
- den Abtransport von Kohlendioxyd und Stoffwechselendprodukten,
- den Wärmetransport (die »Abwärme« unter körperlicher Belastung),
- den Hintransport von Abwehrkörpern und weißen Blutkörperchen (Leukozyten), wodurch das Immunsystem gestärkt wird.

Unter bestimmten Bedingungen (zum Beispiel bei erhöhtem Blutdruck) kann es zu Abrissen in den Ablagerungen der eingeengten Herzkranzarterien kommen. An den Rissen sammeln sich sofort Blutplättchen, die gemeinsam mit dem Gerinnungseiweiß Fibrin ein Blutgerinnsel bilden und die Arterie verschließen. Weil die Durchblutung plötzlich unterbrochen wird, kommt es zu einer massiven Beeinträchtigung der elektrischen Phänomene, durch die sich der Herzmuskel regelmäßig zusammenzieht. Es entstehen unkontrollierte elektrische Impulse und diffuse elektrische Erscheinungen. Die Folge: Das Herz schlägt nicht mehr koordiniert und kann deshalb kein Blut mehr pumpen. Dieses so genannte Herzflimmern ist die Haupttodesursache in den ersten Stunden nach einem Herzinfarkt.

Einen Herzinfarkt erleiden heute in Deutschland jährlich etwa 300 000 Menschen – das war nicht immer so. So sollen 1948 viele Medizinstudenten noch eine lange Reise nach Freiburg gemacht haben, weil es im dortigen Krankenhaus einen

Herzinfarktpatienten gab – so selten war die Krankheit damals. Mit zunehmendem Wohlstand nahm auch hier zu Lande die Herzinfarktrate zu: In den Fünfzigerjahren geschah es immer häufiger, dass erfolgreiche Männer der Wirtschaftswunderzeit – diese Krankheit findet sich auch heute noch in einem Verhältnis von 3 bis 4 : 1 vermehrt bei Männern – aus scheinbar heiterem Himmel am Herzinfarkt verstarben. Der Begriff »Managerkrankheit«, der sich bald einbürgerte, weist bereits auf die wesentlichen Risikofaktoren hin: Stress, Bewegungsmangel und Fehlernährung.

Erst in der Zeit des »Wirtschaftswunders« stieg in Deutschland die Herzinfarktrate – heute sterben hier zu Lande jährlich etwa 150 000 Menschen an einem Herzinfarkt. Neben Bewegungsmangel sind Fehlernährung und Stress die wichtigsten Risikofaktoren für die so genannte Managerkrankheit.

Körperliche Belastung verringert das Herzinfarktrisiko

In den Sechzigerjahren fand man erste Hinweise auf eine offensichtliche Beziehung zwischen dem Auftreten eines Herzinfarkts und dem Ausmaß körperlicher Anstrengung im Arbeitsleben. Der Epidemiologe Siegfried Heyden stellte fest, dass Herzinfarkte bei körperlich schwer arbeitenden Landarbeitern und Farmbesitzern in Kalifornien deutlich seltener auftraten als bei Stadtbewohnern oder Arbeitslosen. Diese Zusammenhänge wurden in späteren Studien immer wieder beobachtet.

In einer bekannten Untersuchung, die Jeremy N. Morris bei Angestellten der Londoner Verkehrsbetriebe vornahm, stellte sich beispielsweise heraus, dass die Schaffner, die in den traditionellen Doppeldeckerbussen zum Verkauf der Tickets tagtäglich Treppen steigen mussten, auffällig seltener einen Herzinfarkt erlitten als die Fahrer, die während der gesamten Tour überwiegend sitzend und ohne wesentliche körperliche Anstrengungen ihren Bus durch den Verkehr manövrierten.

Außerdem stellte Morris bei einer Studie mit fast 17 000 Angehörigen des öffentlichen Dienstes in Großbritannien fest, dass diejenigen, die sich in ihrem Freizeitverhalten regelmäßig auch körperlich betätigten, wesentlich seltener an Herzinfarkt erkrankten als solche, die sich auch am Wochenende kaum bewegten. Und auch bei italienischen Eisenbahnarbeitern fand sich eine deutliche Beziehung zwischen dem Ausmaß der körperlichen Aktivität und der Häufigkeit von Herzinfarkten.

Faustregel für die tägliche Bewegung

Einen Meilenstein markierte eine umfangreiche Studie, die Ralph S. Paffenbarger jun. 1978 vorstellte: Er hatte in den Siebzigerjahren bei fast 17 000 Absolventen der Harvard-Universität über einen Fragebogen umfangreiche Daten zum Gesundheitszustand und Bewegungsverhalten erhoben. Dabei wurde das Ausmaß der körperlichen Aktivität über alltägliche Belastungen abgefragt: Wie viele Blocks die Personen zu Fuß gingen, wie weit ihre Wege vom Parkplatz zum Arbeitsplatz seien, ob sie vermehrt im Garten arbeiteten oder sich auf irgendeine andere Weise körperlich betätigten. Gleichzeitig wurden über die behandelnden Ärzte beziehungsweise von den Probanden selbst genaue Informationen über den Krankheitsstand eingeholt.

Das gar nicht überraschende Ergebnis war, dass es eine deutliche Beziehung zwischen dem Ausmaß des Kalorienverbrauchs und der Häufigkeit einer Herzerkrankung gab: Bei einem wöchentlichen Verbrauch von 2000 Kalorien über den normalen Ruhebedarf hinaus konnte innerhalb eines Zeitraums von zehn Jahren eine Senkung der Häufigkeit der koronaren Herzkrankheit um 50 Prozent festgestellt werden!

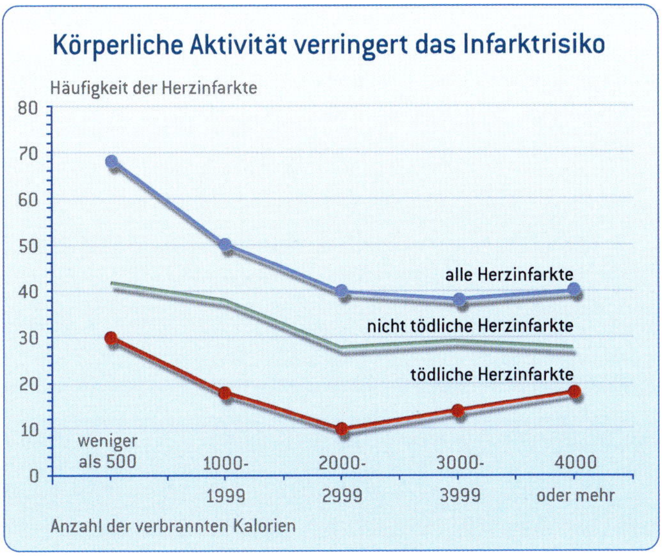

Ralph S. Paffenbarger konnte in seiner Studie zeigen, dass diejenigen, die wöchentlich 2000 bis 3000 Kalorien durch zusätzliche körperliche Arbeit umsetzten, am seltensten einen tödlichen Herzinfarkt erlitten. Daraus leitet sich die Faustregel ab, täglich möglichst 300 bis 400 Kalorien zusätzlich zu verbrennen, um das Infarktrisiko zu senken.

Aus dieser Untersuchung leitet sich die Empfehlung ab, für seine Fitness und um Herz-Kreislauf-Erkrankungen vorzubeugen, täglich 300 bis 400 Kalorien (bzw. wöchentlich 2000 bis 3000 Kalorien) durch zusätzliche körperliche Aktivität umzusetzen.

Diese Daten sind zwischenzeitlich in weiteren Untersuchungen immer wieder bestätigt worden, sodass es heute als wissenschaftlich anerkannte Tatsache gilt, dass regelmäßige körperliche Aktivität das Herzinfarktrisiko um 50 Prozent reduziert. Oder anders gesprochen: Wer sich nicht bewegt, hat ein doppelt so hohes Risiko, an einer koronaren Herzkrankheit zu erkranken und letztlich einen Herzinfarkt zu erleiden, als ein körperlich Aktiver (siehe auch Seite 128ff.).

Kinder brauchen mehr Bewegung

Die Zahlen über Bewegungsmangel und Übergewicht bei Kindern werden von Jahr zu Jahr alarmierender: In Deutschland wachsen immer mehr Kinder auf, die niemals Sport getrieben haben. In der typischen Ein-Kind-Famile wird nicht mehr getobt und gebalgt, in den Schulen kommt der Sportunterricht viel zu kurz. Studien belegen, dass sich Kinder im Durchschnitt nur noch 15 bis 30 Minuten am Tag bewegen. Nur etwa ein Viertel aller Kinder treibt überhaupt noch regelmäßig Sport. Mittlerweile ist hier zu Lande beinahe jedes dritte Kind im Alter von 10 bis 13 Jahren zu dick. Der Anteil der Dicken in dieser Alterklasse hat sich bei den Jungen zwischen 1985 und 2000 mehr als verdoppelt, bei den Mädchen sogar fast verdreifacht. Die gesundheitlichen Folgen dieser Entwicklung sind dramatisch: Kinder leiden an Rückenschmerzen, Bluthochdruck und Stoffwechselstörungen. Diabetes Typ 2, auch »Altersdiabetes« genannt, weil er früher nur bei älteren Menschen auftrat, wird immer häufiger bei Kindern diagnostiziert. Sogar Vierjährige sind davon betroffen.

Auch eine beeindruckende Menge an Informationsmaterialien, Aktionstage mit Patenschaften durch prominente Sportler und flammende Appelle an die Bevölkerung, bewusster zu leben, können diesen Trend offenbar nicht stoppen. Ein Umdenken scheint notwendiger denn je – ansonsten steuern wir auf ein gesundheitspolitisches Desaster zu.

Die Ernährung steht zu stark im Mittelpunkt

In der Diskussion über diese Entwicklung wird immer wieder das Thema Ernährung in den Vordergrund gerückt: zu viel Fast Food, zu viele Süßigkeiten, einseitige Ernährung, keine regelmäßigen Mahlzeiten aufgrund der gesellschaftlichen Veränderungen in den Familien. Aus Sicht der Sport- und Bewegungsmedizin führt diese Fokussierung auf die Ernährung jedoch zu einem »falschen Feindbild«.

Fakt ist, dass Übergewicht als Störung einer normalerweise gut austarierten Balance zwischen Energieaufnahme und -umsatz entsteht. Und genau hier liegt das Problem. Wie bei Erwachsenen werden auch zur Behandlung von übergewichtigen Kindern dutzende von immer neuen Diätprogrammen vorgestellt. Zahlreiche hochkarätige Untersuchungen beschäftigen sich mit den Möglichkeiten, durch die Beeinflussung bestimmter Stoffwechselprozesse die Einlagerung von Fett zu verringern. Eine ernsthafte Auseinandersetzung mit dem Problem des Bewegungsmangels findet indes nur in kleinen Zirkeln statt. Es fehlt eine Beschäftigung mit diesem Grundstein eines Therapiekonzepts, der in der Regel mit lapidaren Empfehlungen wie »dazu regelmäßige Bewegung« abgehandelt wird.

Tatsächlich hat die durchschnittliche tägliche Energiezufuhr in den letzten Jahren um etwa zehn Prozent abgenommen – trotzdem werden Kinder immer dicker. Die Ursache dieses Problems kann also offensichtlich nicht ausschließlich die Ernährung sein. Das sollte in der Diskussion stärker berücksichtigt werden.

Ein Appell für mehr Bewegung

Wir brauchen eine ernsthafte Auseinandersetzung darüber, wie man den Lebensstil nachhaltig beeinflussen kann – auch und gerade bei Kindern. Wie gut langjährige Kampagnen wirken können, zeigt sich bei der Mundhygiene: Vor 40 bis 50 Jahren war tägliches Zähneputzen noch längst nicht selbstverständlich, in manchen Familien gab es nur eine einzige Zahnbürste. Heute lernen bereits dreijährige Kindergartenkinder die Grundregeln des Zähneputzens.

Regelmäßige Bewegung ist bei Kindern und Jugendlichen aus mindestens zwei Gründen von herausragender Bedeutung: sowohl aus biologisch-medizinischen als auch aus sozialen und pädagogischen. Welche negativen Auswirkungen ein bewegungsarmes Leben auf unsere Gesundheit hat, wird in diesem Buch ausführlich dargestellt. Sie betreffen Kinder in gleicher Weise wie Erwachsene – allenfalls mit dem Unterschied, dass Kinder lange Zeit nicht selbst entscheiden können, wie sie sich verhalten sollen. Deshalb sind sie in besonderer Weise darauf angewiesen, dass ihnen eine gesunde Lebensart vermittelt und vorgelebt wird. Obwohl es unumstritten ist, wie wichtig regelmäßige Bewegung nicht nur für die körperliche, sondern auch für die intellektuelle Entwicklung von Kindern und Jugendlichen ist, werden nach wie vor keine wirklichen Anstrengungen unternommen, um die Betroffenen von dem vorprogrammierten Weg abzubringen.

Dicke Kinder als Risikopatienten

Wer als dickes Kind aufwächst, wird – nach heutigem Kenntnisstand – mit einer Wahrscheinlichkeit von 60 bis 80 Prozent auch als Erwachsener seine überschüssigen Pfunde nicht verlieren – mit allen Konsequenzen, die sich daraus ergeben. Das bedeutet, dass man übergewichtige Kinder sehenden Auges in eine gesundheitliche Katastrophe laufen lässt, ohne dass ihnen von der Gesellschaft geholfen würde. Mehr noch, wir akzeptieren ohne ernsthafte Gegenwehr, dass diese Kinder in späteren Jahren das Solidarsystem unserer Gesundheitsversorgung massiv in Anspruch nehmen werden für Erkrankungen, die ausschließlich dadurch entstanden sind, dass die einfachsten Regeln zur Ernährung und Bewegung nicht berücksichtigt wurden.

Übergewichtige Kinder sind aber nicht nur gesundheitlich stark gefährdet; sie sind auch extremen psychischen Belastungen ausgesetzt, weil sie von ihren Mitschülern gehänselt werden. Dieser Stress ist durchaus vergleichbar mit der psychischen Belastung von Kindern, die an einer bösartigen Erkrankung leiden. Unter diesen Umständen ist es fast schon verwunderlich, dass noch kein Staatsanwalt Anklage wegen Körperverletzung und seelischer Grausamkeit gegen Eltern erhoben hat, die nichts dagegen unternehmen, wenn ihre Kinder sich zu unförmigen Fettklopsen entwickeln.

Wer sich bewegt, bleibt länger jung

Auch wenn man dem Alter nicht sprichwörtlich »davonlaufen« kann, kann Bewegung Lebensqualiät und Leistungsfähigkeit im Alter wesentlich verbessern. Viele Abbauprozesse, die bislang dem Altern zugeschrieben wurden, beruhen in Wirklichkeit auf Bewegungsmangel. Ohne zusätzliche Betätigung büßen unsere Muskeln beispielsweise alle zehn Jahre 10 bis 15 Prozent ihrer Kraft ein. Bewegung steigert aber nicht nur die körperliche, sondern auch die geistige Fitness.

Dank besserer Lebensbedingungen und fortgeschrittener medizinischer Versorgung sterben immer mehr Menschen erst in sehr hohem Alter. Bei Frauen liegt die Lebenserwartung mittlerweile bei 81, bei Männern um die 75 Jahre. Dabei ist »Alter« historisch gesehen ein relativer Begriff. In einem französischen Lexikon aus dem Jahr 1710 wird ein Mann zwischen 40 und 70 Jahren als Greis bezeichnet. Die weitere Beschreibung ist wenig freundlich: »Greise sind normalerweise misstrauisch, eifersüchtig, geizig, vergrämt und geschwätzig; sie beklagen sich immer.«

Tatsächlich stehen die meisten dem Altern recht ambivalent gegenüber. »Lange leben wollen alle, alt werden will keiner«, fiel dazu dem Wiener Schriftsteller Johann Nestroy ein. Während hier zu Lande immer weniger Kinder geboren werden, wird die Zahl der Älteren immer größer. Das Verhältnis von Alt und Jung verändert sich in unserer Gesellschaft auf dramatische Weise. Im Jahr 2040 werden mehr als ein Drittel der

Bevölkerung über 60 Jahre alt sein. Zur Bewältigung der volkswirtschaftlichen Herausforderung, wie diese große Anzahl der Älteren durch die Arbeitsleistung der wenigen Jungen finanziert werden soll, ist es zweifellos notwendig, die körperliche Fitness der Älteren zu verbessern. Mobilität ist die Voraussetzung für mehr Lebensqualität – sie ermöglicht, länger am sozialen Leben teilzunehmen, und hilft, Pflegebedürftigkeit zu vermeiden.

Viele körperliche Funktionsverluste, die mit dem Altern einhergehen, ähneln einem »Trainingsmangel«. Will man dem effektiv entgegensteuern, liegt die Lösung auf der Hand: ein gezieltes Bewegungsprogramm.

Es ist eine Tatsache, dass es mit zunehmendem Alter zu einem mehr oder weniger großen Verlust zahlreicher Körperfunktionen kommt: Die Kraft schwindet, die Nervenleitgeschwindigkeit wird geringer, und die Blutgefäße verlieren an Elastizität. Auch die Herzleistung wird schwächer: Die maximale Herzfrequenz und die mit jedem Herzschlag gepumpte Blutmenge nehmen ab, was sich auf die Leistungsfähigkeit des Herz-Kreislauf-Systems auswirkt. Weil der Brustkorb weniger flexibel ist, verringert sich außerdem die maximale Lungenbelüftung. Schaut man genauer hin, stellt man fest, dass viele dieser vermeintlich altersbedingten Funktionsverluste eher einem Zustand ähneln, den man als Trainingsmangel bezeichnen könnte. Will man dem entgegensteuern, liegt die Lösung auf der Hand: gezielt dosierte körperliche Aktivität!

Viele ältere Menschen sind unterfordert

Zur soziokulturellen Norm im Umgang mit älteren Menschen gehört in unserer Gesellschaft, dass die Grundregeln der Höflichkeit vorschreiben, sie vor schwerer körperlicher Belastung zu schützen. Durch diese Verhaltensnormen bleiben aber oftmals die notwendigen Minimalreize aus, um die Organfunktionen aufrechtzuerhalten. Viele Alterserscheinungen müssen inzwischen als Resultat einer funktionellen Unterforderung betrachtet werden. Diese These wird durch zahlreiche Studien untermauert: So wurden beispielsweise bei über 60 Jahre alten Joggern, die ein Leben lang sportlich aktiv waren, Werte für die maximale Sauerstoffaufnahmefähigkeit (der Parameter schlechthin für die Einschätzung der allgemeinen Fitness; siehe Seite 68ff.) gemessen, die denen von untrainierten 20- bis 30-Jährigen entsprechen. Mit zunehmendem Alter kommt es zwar zu einer physiologischen Abnahme der Sauerstoffaufnahmefähigkeit, die bei körperlicher Unterforderung offensichtlich überproportional hoch ausfällt – von einer »schicksalhaften« Entwicklung kann deshalb jedoch nicht die Rede sein. Untersuchungen haben gezeigt, dass in der Altersgruppe der 60- bis 70-Jährigen durch regelmäßiges Training ein Zuwachs der Sauerstoffaufnahme um über 50 Prozent erreicht werden kann (in jüngeren Jahren liegt dieser Wert bei etwa 20 Prozent). Das spricht dafür, dass die Abnahme nicht nur durch den Alterungsprozess, sondern eben auch durch körperliche Inaktivität verursacht wird. Selbst wer erst spät mit dem Training beginnt, kann dieser vermeintlichen Alterserscheinung äußerst effektiv entgegenwirken!

Vor dem Hintergrund, dass viele Ältere über Jahre körperlich unterfordert sind, erhält auch die Forderung, die Dr. Kurt Joussen als Vertreter der »Bundesarbeitsgemeinschaft der Seniorenorganisationen« (BAGSO) 1995 auf einem Kongress zum Thema »Sport für Ältere« stellte, neue Bedeutung: Der fast 80-jährige Internist aus Bottrop appellierte an die Teilnehmer, »uns alten Leuten nicht so viel abzunehmen, sondern sie mal ruhig selbst mehr körperlich aktiv sein zu lassen, den Einkauf selbst zu tragen und den Mülleimer selbst runterzubringen«.

Ausdauertraining hält geistig fit

Der positive Effekt von Ausdauerbelastungen, wie zum Beispiel moderates Laufen, Fahrradfahren oder Schwimmen, wurde bisher vor allem vor dem Hintergrund des erfolgreichen Alterns (»successfull aging«) untersucht. Dabei konnten in einer Vielzahl von Querschnittsstudien auch immer wieder Zusammenhänge zwischen körperlicher und geis-

Bewegung verlangsamt den Alterungsprozess

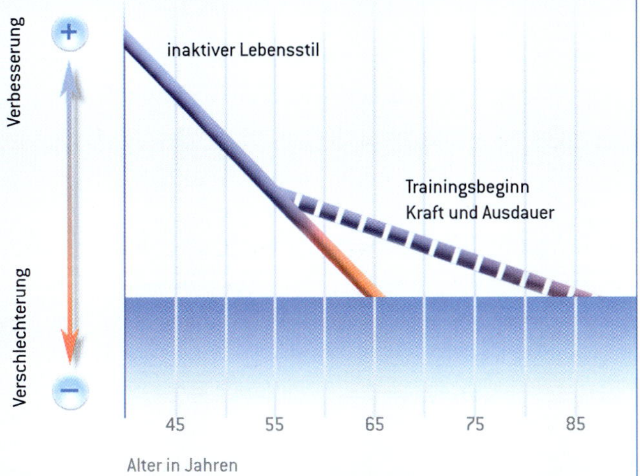

Es ist nie zu spät, mit einem Bewegungstraining zu beginnen – das bestätigen zahlreiche Untersuchungen immer wieder. Auch wer erst mit Mitte fünfzig einsteigt, kann dem altersbedingten Funktionsverlust der Organe noch äußerst effektiv entgegenwirken.

tiger Fitness nachgewiesen werden. Charles Hillman vom Departement für Kinesiologie der Universität Illinois fand beispielsweise heraus, dass sportlich aktive Senioren schneller denken und somit in vielen Situationen des Alltags eine bessere Reaktionsfähigkeit haben als inaktive Gleichaltrige. Dieser Befund erhält eine besondere Bedeutung, wenn man bedenkt, dass mit zunehmendem Alter vor allem die Fähigkeit abnimmt, mehrere Dinge gleichzeitig wahrzunehmen.

Ein typisches Beispiel dafür ist das Ausparken aus einer Parklücke. Hier müssen mehrere Wahrnehmungen parallel koordiniert werden: Komme ich aus der Parklücke, ohne das Fahrzeug vor mir zu rammen? Kommt von hinten ein anderes Auto oder von vorn eventuell ein Radfahrer und von der Bordsteinseite ein Fußgänger? Dass ältere Menschen in solchen Situationen oftmals die Nerven verlieren und ohne Rücksicht auf Blech- oder sonstige Schäden reagieren, kann man immer wieder in den Unfallberichten der Tageszeitungen lesen. Eine gute körperliche Fitness kann erheblich dazu beitragen, solche alltäglichen Anforderungen fehlerfrei zu bewältigen.

Zahlreiche Studien belegen, dass sich ein Ausdauertraining bei Senioren positiv auf die kognitiven Funktionen auswirkt. Erste deutliche Effekte zeigen sich bereits, wenn pro Übungseinheit wöchentlich zwei- bis dreimal mindestens 30 Minuten trainiert wurde. Sie fallen noch besser aus, wenn das Training länger als ein halbes Jahr durchgehalten wurde. Auffällig ist, dass in erster Linie so genannte exekutive Funktionen verbessert werden. Damit werden in der Hirnforschung jene Funktionen bezeichnet, mit denen Menschen ihr Verhalten unter Berücksichtigung der Bedingungen ihrer Umwelt steuern und die somit Voraussetzungen für bewusste Problemlösung und Handlungssteuerung sind. Hierzu gehören:

- Planen,
- Setzen von Prioritäten,
- Impulskontrolle,
- Steuerung von Aufmerksamkeit,
- zielgerichtetes Handeln,
- die motorische Steuerung von Bewegungen,
- Beobachtung der Handlungsergebnisse und
- Selbstkorrektur.

Als Ursache nehmen die Forscher an, dass bei körperlich trainierten alten Menschen in verschiedenen Gehirnabschnitten weniger graue und weiße Substanz abgebaut wird als bei inaktiven. Ein weiterer Effekt könnte sein, dass durch Ausdauertraning die Gehirndurchblutung gesteigert wird und dadurch Neurotransmitter (also Botenstoffe) angeregt werden, neue Verknüpfungen zu bilden. Das Wichtigste: Auch hier ist es offenbar nicht zu spät, den Körper erst im Alter in Schwung zu bringen. Eine Studie mit 1750 älteren Probanden ergab, dass ein moderates Bewegungsprogramm (Wandern, Schwimmen, Krafttraining) auch bei den Senioren äußerst erfolgreich war, die zu Beginn der Untersuchung bereits leicht verwirrt waren. Offensichtlich sind ältere Gehirne viel anpassungsfähiger und formbarer, als man lange Zeit angenommen hat.

Die positiven Effekte eines Ausdauertrainings auf die kognitiven Fähigkeiten von älteren Menschen sind durch zahlreiche Studien belegt worden. Dabei konnte man eine Dosis-Wirkung-Beziehung feststellen: Wer körperlich am aktivsten war, war auch geistig der Fitteste.

Ein deutlich reduziertes Risiko an Demenz zu erkranken, haben diejenigen, die sich schon früher regelmäßig bewegt haben: Wer im mittleren Lebensabschnitt wenigstens zweimal wöchentlich körperlich aktiv ist, hat dann im Alter ein um 60 Prozent verringertes Risiko, an Alzheimer zu erkranken – so das Ergebnis einer schwedischen Langzeitstudie, bei der das Bewegungsverhalten der Probanden 20 Jahre lang beobachtet und analysiert wurde.

Bewegung beugt Krebs vor

Bereits seit einigen Jahrzehnten beobachtet man, dass sportlich Aktive weniger häufig Tumoren aufweisen als Bewegungsfaule. In letzter Zeit mehren sich die Studien und Erkenntnisse zu diesem Thema. Fest steht, dass Bewegung das Risiko, an Darm- oder Brustkrebs zu erkranken, deutlich reduziert – und damit einen Schutz vor den beiden häufigsten und gefährlichsten Krebsarten darstellt.

Vor allem bei der Prävention von Darmkrebs scheint eine gute körperliche Fitness eine wichtige Rolle zu spielen. Bei körperlich Aktiven ist das Risiko, an Dickdarmkrebs zu erkranken, im Vergleich zu inaktiven um durchschnittlich 40 bis 50 Prozent reduziert. Dabei konnte etwa die Hälfte der Studien belegen, dass es eine direkte Dosis-Wirkung-Beziehung gab – die Schutzwirkung also umso größer ausfiel, je aktiver man war. Als Ursache wird vermutet, dass die Nahrungsbestandteile durch regelmäßige Bewegung den Darm schneller passieren und dadurch die Kontaktzeit Krebs erzeugender Substanzen mit der Darmwand deutlich reduziert wird.

Aus anderen Studien ist bekannt, dass körperlich aktive Frauen ein um bis zu 40 Prozent geringeres Risiko haben, an Brustkrebs zu erkranken. Dabei konnten die Frauen von dieser Schutzwirkung auch dann profitieren, wenn sie sich nur gelegentlich bewegten. Im Vorteil waren allerdings diejenigen, die ein weitgehend normales Körpergewicht hatten. Bei Übergewichtigen hatte das Training eine deutlich geringere Reduzierung des Brustkrebsrisikos zur Folge.

Auch für andere Krebsarten ist mittlerweile eine positive Beeinflussung durch regelmäßiges Training bekannt: So haben körperlich aktive Männer ein um 10 bis 30 Prozent geringeres Risiko, an einem Hodenkarzinom zu erkranken, und auch das Auftreten von Lungenkrebs ist bei körperlich Aktiven um 30 bis 40 Prozent geringer. Über die Ursachen wird allerdings auch in diesen Fällen momentan noch spekuliert. Man vermutet, dass der Grund für die positiven Effekte die verschiedenen Veränderungen sind, die bei körperlicher Belastung im Organismus stattfinden. So senkt Bewegungstraining den Körperfettanteil, beeinflusst den Hormonstoffwechsel und aktiviert das Immunsystem (siehe auch Seite 78ff.). Dass das Lungenkrebsrisiko abnimmt, hängt sicherlich auch damit zusammen, dass körperliche Aktivität die Atemarbeit verbessert, sodass Krebs erregende Stoffe eine kürzere Kontaktzeit in der Lunge haben.

Regelmäßige Bewegung scheint bei vielen Krebsarten eine präventive Wirkung zu haben. Allerdings ist der medizinischen Forschung nach wie vor unklar, welche Wirkmechanismen diesem Phänomen genau zu Grunde liegen.

Tierversuche lassen hoffen, dass Bewegung möglicherweise auch das Hautkrebsrisiko beeinflussen kann: Forscher um Yao-Ping Lu von der Rutgers-Universität in Puscataway hatten haarlose Mäuseweibchen 16 Wochen lang mit dem als besonders krebserregend geltenden UVB-Licht bestrahlt. Die eine Hälfte der Tiere lebte in einer Behausung mit Laufrädern, die andere musste mit Standard-Laborkäfigen vorliebnehmen. Das Ergebnis: Auch in diesem Versuch waren die bewegungsaktiven Mäuse im Vorteil – bei ihnen bildeten sich deutlich weniger Tumoren. Die Tumoren waren kleiner und wuchsen auch langsamer als bei den inaktiven Versuchstieren.

Wie funktioniert Training?

Die Bewegungstherapie basiert auf den gleichen Trainingsmethoden, die man aus anderen Bereichen des Sports kennt. Nur steht bei diesem Therapiekonzept nicht die sportliche Höchstleistung, sondern eine individuelle Verbesserung einzelner Körperfunktionen im Vordergrund, die Ursache von verschiedenen Krankheiten sein können. Zum Verständnis der Bewegungstherapie ist es deshalb hilfreich, sich mit den wichtigsten Grundlagen der Trainingslehre vertraut zu machen.

Wissenschaftlich wird unter Training »die systematische Wiederholung gezielter überschwelliger Reize zum Zwecke der Leistungssteigerung mit morphologischen und funktionellen Adaptationen« verstanden. Grundprinzip ist dabei das von dem Hallenser Anatomen Wilhelm Roux 1895 beschriebene Prinzip der »funktionellen Anpassung« von Organstrukturen an Belastungen. Danach benötigt jedes Organ eine Mindestbelastung, um seine Funktion aufrechtzuerhalten. Sind die Belastungen zu gering, schalten die Organe auf »Sparflamme«, und es kommt zu einem Funktionsverlust; an überschwellige Belastungen passen sie sich hingegen mit einer Funktionsverbesserung an.

Leistungssteigerung durch Superkompensation

Jeder gezielte Belastungsreiz im Sinne von Training führt dazu, dass die aktuelle Leistungsfähigkeit des betroffenen Organs zunächst abnimmt. Nach einem Jogging-Training sind die Beine mehr oder weniger müde, man ist in der Regel nicht mehr zu Sprintbelastungen in der Lage. Ebenso sollte

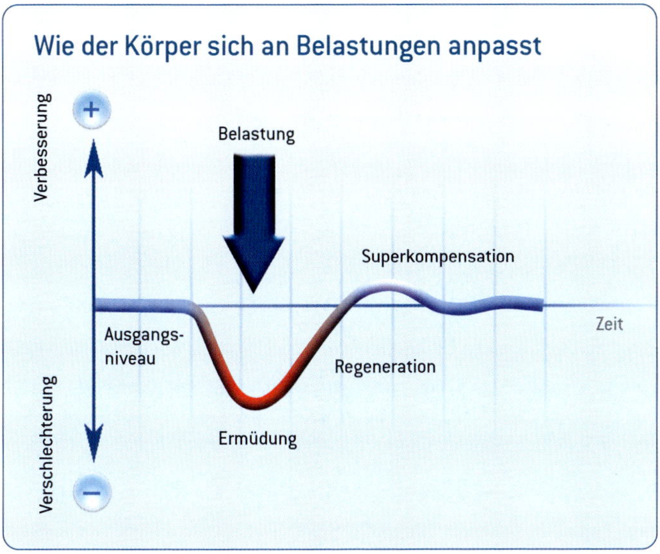

Nach einem erschöpfenden Trainingsreiz wird während der Regenerationsphase nicht nur das Ausgangsniveau wiederhergestellt, sondern es kommt im Rahmen der so genannten Superkompensation zu einer darüber hinausgehenden Leistungsverbesserung. Unser Körper steigert also bei regelmäßigem Training kontinuierlich seine Leistungsfähigkeit.

man nach einem Krafttraining eine gewisse Müdigkeit in den beanspruchten Muskeln spüren. Dieser Zustand wird als »Ermüdung« bezeichnet – er ist die Voraussetzung für die gewünschte Anpassung im Sinne von Training. In der Regenerationsphase, die der Ermüdung folgt, kommt es nämlich nicht nur zur Wiederherstellung der Ausgangsleistungsfähigkeit des trainierten Muskels, sondern zu einer Leistungszunahme. »Superkompensation« wird dieses Phänomen in der Trainingslehre genannt. Dieser Zustand hält zwar eine gewisse Zeit an, ohne weitere Trainingsreize sinkt die Leistungsfähigkeit dann allerdings wieder auf das Ausgangsniveau.

Das Timing zwischen den einzelnen Trainingseinheiten spielt also eine große Rolle. Ein optimal durchgeführtes Training setzt den nächsten Trainingsreiz immer dann, wenn der Gipfel der Superkompensation des vorangegangenen Trainings erreicht ist. Das klingt zunächst ganz einfach, und man fragt sich, warum es dann so schwierig zu sein scheint, Sportler auf den Punkt genau fit und leistungsstark zu bekommen. Die Antwort: Regenerationsfähigkeit und -dauer der verschiedenen Organe unterscheiden sich teilweise ganz erheblich voneinander. So können die Systeme, die für den Energieumsatz innerhalb der Muskeln zuständig sind, deutlich schneller ihre Leistungsfähigkeit wiederherstellen als die des Binde- und Stützgewebes oder das Hormonsystem. So kann es sein, dass ein System bereits wieder gut belastbar ist, während sich ein anderes noch auf dem Weg der Regeneration befindet. Ideal ist ein Training dann, wenn die Leistungsfähigkeit der beteiligten Strukturen gleichzeitig auf den Punkt möglichst hoch ist.

Der Leistungszuwachs ist zunächst umso höher, je geringer das Ausgangsniveau ist. Anfänger können deshalb in der ersten Zeit sensationelle Erfolge erzielen. Allerdings muss man, je höher das Leistungslevel ist, umso intensiver trainieren, um eine weitere minimale Verbesserung zu erreichen.

Trainingsumfang und Leistungsniveau

Ziel eines jeden systematischen Trainings ist es also, durch ein bewusstes Wechselspiel von Belastung und Regeneration ein möglichst hohes Niveau an Leistungsfähigkeit zu erreichen. Der dabei erreichbare Leistungszuwachs ist umso höher, je geringer das Ausgangsniveau ist. Wer also als absoluter Einsteiger mit einem Trainingsprogramm beginnt, kann in den ersten Wochen eine sensationelle Leistungssteigerung erzielen. Das ist der Grund, warum Anfänger, die mit einem Jogging-Training beginnen und nach acht Wochen vielleicht bereits fünf Kilometer ohne Pause laufen können, ihre Leistungsentwicklung hochrechnen und sich in weiteren drei Jahren schon als Olympiateilnehmer sehen. Leider ist die Beziehung zwischen Trainingsumfang und Leistungsverbesserung nicht linear; vielmehr muss man, je höher das Leistungsniveau ist, desto intensiver trainieren, um eine nur minimale weitere Verbesserung zu erreichen.

Die fünf Komponenten von Bewegung

Die Trainingswissenschaft unterteilt die Formen sportlicher Beanspruchungen in fünf Kategorien: Ausdauer, Kraft, Schnelligkeit, Koordination und Flexibilität. Sie werden in unterschiedlicher Weise für bestimmte Beanspruchungen benötigt. Während ein Marathonläufer in erster Linie über eine gute Ausdauerleistungsfähigkeit verfügen muss, benötigt ein Sprinter Kraft und Schnelligkeit; für einen Turner sind neben Kraft auch eine gute Koordinationsfähigkeit und Flexibilität entscheidend.

Diese motorischen Hauptbeanspruchungsformen spielen in den verschiedenen Sportarten eine unterschiedliche Rolle und werden dementsprechend in den jeweiligen Trainingsprogrammen berücksichtigt. Es hat sich allerdings gezeigt, dass die traditionellen Trainingsformen in vielen Sportarten optimiert werden können, wenn man »fremde« Beanspruchungsformen mit einbezieht. So sind alle Sportler grundsätzlich gut beraten, ein Krafttraining zumindest für ihre Rumpfmuskulatur durchzuführen. Und auch die Koordination gewinnt im Rahmen eines modernen Trainings mehr und mehr an Bedeutung. In der Bewegungstherapie stehen Ausdauer, Kraft und Koordination im Mittelpunkt – erst in zweiter Linie kommt Flexibilität hinzu. In einem Bewegungsprogramm für Ältere sollte die Koordination die zentrale Säule des Trainings bilden.

Was ist Ausdauertraining?

Unter Ausdauer versteht man die Fähigkeit, eine muskuläre Leistung über einen möglichst langen Zeitraum zu erbringen. Zu Ausdauerbelastungen gehören alle Bewegungsformen, bei denen sich Bewegungsabläufe regelmäßig stereotyp wiederholen. Die Trainingswissenschaft spricht dabei von zyklischen Bewegungsabläufen. Typische Beispiele dafür sind Gehen, Joggen, Fahrradfahren und Nordic Walking, aber auch Skilanglaufen, Schwimmen, Rudern und Inlineskaten. Zyklische Bewegungen können je nach Intensität lange Zeit durchgehalten werden.

Im Gegensatz dazu sind »azyklische« Bewegungen nicht voraussehbar. In der Regel sind sie das Resultat einer Reaktion auf ein Geschehen. Azyklische Bewegungen sind typisch für alle Spielsportarten – mit häufigen Richtungswechseln und Abbremsbewegungen muss man sich hier immer wieder auf neue Spielsituationen einstellen. Diese Form der Bewegung ist sowohl für den Bewegungsapparat als auch für das Herz-Kreislauf-System deutlich belastender als zyklische Ausdauerbewegungen. Anders als bei azyklischen Bewegungsformen lässt sich bei zyklischen Ausdauerbelastungen die Intensität gut steuern, weshalb diese Form für bewegungstherapeutische Anwendungen besonders geeignet ist.

Die physiologischen Grundlagen des Ausdauertrainings

Wenn wir körperlich aktiv sind, wird in der Muskulatur mehr Energie umgesetzt. Dies hat eine Vielzahl von physiologischen Reaktionen des Körpers zur Folge, die alle über eine Aktivierung des sympathischen Nervensystems gesteuert werden. Verantwortlich dafür sind Nerven, die in den arbeitenden Muskeln eine Veränderung des chemischen Milieus registrieren: Wenn die Muskelarbeit einsetzt, entstehen dort Stoffwechselend- und -zwischenprodukte. Der Muskel wird durch anfallendes Kohlendioxyd und Milchsäure sauer, und es kommt zu einer Temperaturerhöhung. Auf diese Veränderungen reagiert das vegetative Nervensystem, indem es alle Organsysteme aktiviert, die für die Aufrechterhaltung einer körperlichen Belastung benötigt werden. Hierbei handelt es sich in erster Linie um die Organe, die für den vermehrten Sauerstofftransport in die arbeitenden Muskeln gebraucht werden: also die Atmung und das Herz-Kreislauf-System. Unter dem Einfluss der Stresshormone Adrenalin und Noradrenalin beschleunigt sich die Atmung, und das Herz beginnt, mehr Blut zu pumpen, was sich an einem Anstieg der Schlagfrequenz und des Schlagvolumens zeigt. Außerdem steigt der Blutdruck an, und es kommt zu einer Aktivierung zahlreiche Stoffwechselprozesse: Der Blutzuckerspiegel steigt an, und der Abbau von Fettsäuren wird angeregt.

Wenn bei Belastung genauso viel Sauerstoff verbraucht wie antransportiert wird, befindet sich der Körper im »steady state«. Eine solche Belastung kann fast unbegrenzt lange durchgehalten werden. Die Höhe der maximalen Belastung im »steady state« ist individuell sehr unterschiedlich und definiert die aktuelle Leistungsfähigkeit.

Bei Dauerbelastungen mit einer geringen Intensität kann durch die akuten Anpassungen der Organe so viel Sauerstoff in die Muskulatur transportiert werden, dass sich Bedarf und Antransport im Gleichgewicht befinden. Dieser Zustand wird in der Trainingswissenschaft als »steady state« bezeichnet; er kann bis zu einer – individuell sehr unterschiedlichen – Belastungsintensität beinahe unbegrenzt lange aufrechterhalten werden: Wird aber eine bestimmte Belastungsgrenze überschritten, kippt dieses Gleichgewicht: Es wird mehr Sauerstoff gebraucht als antransportiert wird, vor allem ist aber auch der Abtransport der Stoffwechselprodukte aus den Muskeln gestört. Die Folge: Die Muskeln übersäuern, Herzfrequenz und Atmung steigen immer weiter, sodass die Be lastung irgendwann abgebrochen werden muss. Die Belastung, bei der gerade noch Steady-state-Bedingungen bestehen, wird als »anaerobe Schwelle« bezeichnet.

Was ist Krafttraining?

Beim Krafttraining steht nicht eine Steigerung der Ausdauer oder Schnelligkeit im Vordergrund, sondern hier geht es darum, die Kraftfähigkeiten zu verbessern. Dabei werden in der Trainings- und Bewegungswissenschaft verschiedene Formen von Kraft unterschieden. Unter »Maximalkraft« versteht man die größte Kraftentwicklung während einer einmaligen Muskelkontraktion. »Schnellkraft« beschreibt dagegen die maximale Verkürzungsgeschwindigkeit gegen einen Widerstand. Daneben gibt es die so genannte Kraftausdauer: Damit bezeichnet man die Fähigkeit, eine hohe Belastung mit einer hohen Wiederholungszahl durchführen zu können.

In den letzten Jahrzehnten sind vielfältige und sehr ausgefeilte Verfahren entwickelt worden, mit denen man die einzelnen Kraftformen verbessern kann. Dabei unterscheidet man zwischen einem allgemeinen Krafttraining, also einem Training, bei dem ein genereller Kraftzuwachs großer Muskelgruppen oder sogar aller Muskeln angestrebt wird, und einem spezifischen Krafttraining. Letzteres soll die Kraftleistung einzelner Bewegungen verbessern und findet eher im Leistungssport Anwendung. Gezielte Übungen für einzelne Muskeln sind aber auch sinnvoll, um muskuläre Defizite auszugleichen.

▸ Ein kleines Kräftigungsprogramm für zu Hause

Ein Basistraining sollte in jedem Fall einfache Liegestütze zur Kräftigung der Ellbogenstrecker sowie der Brustmuskulatur umfassen. Die kleinen Rückenstrecker kann man ideal stärken, wenn man sich im Schneidersitz auf den Boden setzt und dann wechselweise die Arme streckt – so als wollte man direkt über dem Kopf imaginäre Äpfel pflücken. Ein Training der Kniestreckmuskulatur (hervorragend bewährt bei verschiedenen Formen von Knieproblemen) erreicht man durch einbeinige Kniebeugen während des Zähneputzens. Diese Übung hat den positiven Nebeneffekt, dass sie durch die gleichzeitige Arm- und Beinbewegung ein gutes Koordinationstraining darstellt.

Da ein Training mit freien Hanteln für einen Anfänger schwierig sein kann und außerdem ein nicht geringes Verletzungsrisiko birgt, sollten Kraftbelastungen zu Beginn einer Bewegungstherapie idealerweise an Geräten durchgeführt werden, bei denen der Bewegungsablauf vorgegeben ist. Therapieeinrichtungen, aber auch gesundheitlich ausgerichtete Fitness-Studios verfügen in der Regel über entsprechende Geräte, die bei richtigem Handling ein ausgezeichnetes Training erlauben.

Die physiologischen Grundlagen des Krafttrainings

Zum Verständnis der Mechanismen eines Krafttrainings müssen wir uns kurz mit der Steuerung der Kraftentwicklung eines Muskels auseinander setzen. Muskeln bestehen aus vielen tausend Muskelfasern, von denen jede einzelne bereits die Grundfähigkeit eines Gesamtmuskels besitzt: Sie können sich zusammenziehen und dadurch die Punkte, an denen sie in einem System aufgehängt sind, aufeinander zubewegen. Dieser Prozess benötigt Energie, die durch die Verbrennung der in den Muskeln gespeicherten Nährstoffe gewonnen wird. Die Muskelfasern sind in Bindegewebe eingebettet, das nicht nur die äußere Kontur eines Muskels prägt, sondern die einzelnen Muskelfasern auch miteinander verbindet, sodass sie synchron Kraft entwickeln und diese dann auf die Knochen übertragen können.

Die Idee einer Bewegung entsteht in bestimmten Arealen in der Großhirnrinde. Sie erzeugt in zahllosen Nervenzellen kleine elektrische Impulse, die dann über verschiedene Nervenzellen im Rückenmark bis zu der Nervenzelle weitergeleitet werden, die in direkter Verbindung mit dem jeweils anzusteuernden Muskel steht. Dabei erfolgt die Reizübertragung über so genannte Synapsen. Das sind die Orte, an denen Nervenzellen miteinander in Verbindung stehen und an denen die Weiterleitung des Impulses erfolgt. Das Besondere an diesen Strukturen ist, dass die Weiterleitung eines elektrischen Reizes nur in einer Richtung erfolgen kann. Die beiden Nervenzellen stehen nämlich nicht in direktem Kontakt, sondern werden durch einen mikroskopisch kleinen Spalt getrennt: den so genannten synaptischen Spalt. Ein aus dem Gehirn eintreffender Impuls setzt am Ende der Nervenzelle vor dem synaptischen Spalt eine chemische Überträgersubstanz frei, die durch diesen Spalt wandert und an der anderen Seite durch eine Reaktion einen erneuten elektrischen Impuls entstehen lässt. Dieser kann sich dann auf der jetzt erregten Nervenzelle weiter ausbreiten, bis er an die letzte Zelle im Rückenmark gelangt, die den Zielmuskel ansteuert. Diese Zelle im Rückenmark heißt »motorische Vorderhornzelle«. Von ihr entspringt der Nervenfortsatz, der in die Peripherie zieht und dort die Muskelfasern steuert.

Nicht jede der vielen tausend Muskelfasern verfügt über eine eigene Nervenfaser. Wäre das so, müssten unsere Nerven fast genauso dick wie Muskeln sein. Tatsächlich teilen sich die von den motorischen Vorderhornzellen ausgehenden Nervenfasern in der Peripherie in viele kleine Verästelungen auf und versorgen somit eine große Anzahl einzelner Muskelfasern. Da diese aber alle an ein und derselben Nervenfaser hängen, reagieren sie bei einem eintreffenden Impuls synchron mit einer gemeinsamen Kontraktion. Motorische Zellen im Rückenmark und alle von dieser Zelle versorgten Muskelfasern werden als »motorische Einheit« bezeichnet.

Die Entwicklung der Muskelkraft erfolgt durch die allmähliche Aktivierung von immer mehr verschiedenen motorischen Einheiten. Erst wenn alle verfügbaren Muskelfasern, also alle motorischen Einheiten, kontrahieren, erreicht der Muskel seine Maximalkraft. Die Anzahl der Muskelfasern in einer motorischen Einheit spielt eine ganz entscheidende Rolle bei der Fähigkeit zur Kraftdosierung: Ein Muskel, in dem nur wenige Fasern von einer Nervenzelle versorgt werden, in welchem die motorischen Einheiten also klein sind, ist in der Lage, sehr fein gesteuerte Bewegungen durchzuführen. Ein Beispiel dafür ist die Kehlkopfmuskulatur. In den Muskeln, die die Stimmbänder spannen und die für die Spracherzeugung verantwortlich sind, finden sich die kleinsten motorischen Einheiten und somit die feinste Kraftabstufung. Auch die mimische und die Augenmuskulatur können sehr fein abgestuft bewegt werden. Dagegen lässt sich die Kraft in den größeren Muskeln der Peripherie wie den Arm- und Beinmuskeln oder auch der Rumpfmuskulatur in der Regel nur relativ grob steuern. Allerdings gibt es auch hier eine weitere Abstufung: Die motorischen Einheiten in den Muskeln der oberen Extremitäten sind kleiner als die der Beine und des Rumpfes.

Durch Training kann man die Koordination der Muskeln untereinander oder aber die der motorischen Einheiten innerhalb eines Muskels verbessern. Man spricht dann entweder von inter- oder intramuskulärer Koordination. Die Folge: Es wird eine höhere Kraft entwickelt, und die Muskeln verbrauchen weniger Energie.

Die Aktivierung unterschiedlich vieler motorischer Einheiten ist also eine Art der Kraftsteuerung. Ein Ziel des Krafttrainings ist es, die Fähigkeit zu verbessern, eine möglichst große Anzahl von motorischen Einheiten zur gleichen Zeit anzusteuern. In der Trainingswissenschaft wird dieser Prozess als »intramuskuläre Koordination« bezeichnet.

Die zweite Möglichkeit der Kraftentwicklung besteht darin, das muskuläre Zusammenspiel bei einer Bewegung zu verbessern. Kaum eine Bewegung wird ausschließlich durch einen einzigen Muskel durchgeführt. Fast immer sind mehrere Muskeln an der Entstehung eines Bewegungsablaufs beteiligt, vor allem bei komplexen Bewegungen größerer Körperbereiche. Solche Muskeln, die gemeinsam an einer Bewegung beteiligt sind, werden als »Synergisten« bezeichnet. Die Koordination des Einsatzes dieser Muskeln kann durch ein Krafttraining erheblich verbessert und dadurch die Effektivität des Zusammenspiels gesteigert werden. Eine höhere Kraftentwicklung ist die Folge. Diese Verbesserung der Koordination zwischen einzelnen Muskeln wird als »intermuskuläre« Koordination bezeichnet.

Mehr Kraft heißt nicht mehr Muskelmasse

Beginnt man mit einem Krafttraining, kommt es bereits nach relativ kurzer Zeit zu einem teilweise erheblichen Kraftzuwachs, ohne dass dabei – was ja oftmals gewünscht wird – die Muskelmasse zunimmt. Obwohl man deutlich schwerere Gewichte heben kann, bleibt die Muskelkontur zunächst noch eher schmal und unscheinbar. Erst nach längerem regelmäßigem Training beginnen dann auch allmählich die Muskeln zu wachsen. Der Grund: Zu Beginn eines Krafttrainings verbessert sich zunächst die Koordination, also das Zusammenspiel innerhalb eines Muskels und der Muskeln untereinander. So wird die Kraft gesteigert, bevor der Muskel selbst als Organ auf die überschwelligen Reize durch Wachstum reagiert. Mit Blick auf die Bewegungstherapie ist es wenig sinnvoll, eine zu starke Unterscheidung zwischen Kraft- und Ausdauertraining vorzunehmen: Wer nicht trainiert ist, bei dem wird jede Ausdauerbelastung auch mit einem Kraftzuwachs einhergehen – und umgekehrt auch jede Kraftbelastung zu einer Verbesserung der Ausdauerleistung führen.

Leistungsfähigkeit und Trainingsintensität

Wenn Bewegung wie ein Medikament eingesetzt wird, müssen Intensität und Häufigkeit des Trainings natürlich genau festgelegt und verordnet werden – auch um Risiken und Nebenwirkungen auszuschließen. Deshalb werden individuelle Leistungsfähigkeit und Belastungsgrenzen in der Bewegungstherapie nicht anders ermittelt, als man es beispielsweise vom Spitzensport kennt.

Wie bereits ausgeführt, ist es Ziel eines Trainings, durch ein Wechselspiel von Be- und Entlastung die Leistungsfähigkeit des Organismus langfristig zu steigern. Nach einer gezielten Belastung sollte der Organismus so erschöpft sein, dass die Leistungsfähigkeit während der anschließenden Regenerationsphase nicht nur das Ausgangsniveau erreicht, sondern sich darüber hinaus verbessert. Ist die Trainingsbelastung zu gering, führt dies zwar zu einer gewissen Müdigkeit – die zu einer Leistungsverbesserung notwendigen Reizintensitäten werden jedoch nicht erreicht. Um die gewünschten Anpassungsprozesse im Körper in Gang zu setzen, ist also eine gewisse Mindestbelastung notwendig.

Viele versuchen deshalb, in möglichst jeder Einheit eine hohe Trainingsbelastung zu realisieren – in dem Glauben, auf diese Weise eine möglichst hohe Trainingseffizienz zu erreichen. Dabei besteht jedoch die Gefahr, dass der Körper sich irgendwann nicht mehr ausreichend regenerieren kann. Es kann dann keine Superkompensation stattfinden, weil der nächste Trainingsreiz bereits einsetzt, bevor das Ausgangsniveau wieder erreicht ist. In einer solchen Phase nimmt die Leistungsfähigkeit des Körpers allmählich ab. Wenn diese Diskrepanz zwischen Trainingsbelastung und Belastbarkeit des Körpers bei der Trainingsgestaltung längere Zeit nicht berücksichtigt wird, kommt es zum so genannten Übertraining: Charakteristisch dafür ist neben einem unerklärlichen Leistungsabfall ein allgemeines Gefühl der Müdigkeit. Die Betroffenen sind eher phlegmatisch und auch anfälliger für Infekte. In gewisser Weise ähneln die Symptome eines Übertrainings einem Burn-out-Syndrom.

Bei einigen Krankheitsbildern, bei denen eine Bewegungstherapie höchst effizient ist, dürfen die Patienten aber auf gar keinen Fall einer zu hohen Belastung ausgesetzt werden. Dies könnte eine kurzfristige Überlastung und sogar akute Gefährdung zur Folge haben.

Die Dosis macht das Gift

Die Bestimmung der richtigen Belastungsintensität ist also von entscheidender Bedeutung und hat in der Bewegungstherapie noch einen besonderen Stellenwert. Hier muss nämlich berücksichtigt werden, dass Patienten mit bestimmten Krankheitsbildern, bei denen eine Bewegungstherapie höchst effizient ist, keinen maximalen Belastungen ausgesetzt werden sollen. Eine zu hohe Aktivierung könnte eine kurzfristige Überlastung oder sogar eine akute Gefährdung zur Folge haben.

Wie bei allen Medikamenten gilt auch für die Bewegungstherapie der viel zitierte Satz des Galen von Pergamon, dass die Dosis das Gift macht: »Dosis facit venenum.« Das bedeutet, dass eine einzelne Trainingsbelastung, die mit einer unangemessenen Intensität durchgeführt wird, tatsächlich zu einer Verschlimmerung des aktuellen Zustandes führen kann. Ein Patient mit Bluthochdruck kann beispielsweise durch eine intensive Trainingsbelastung in eine Blutdruckkrise rutschen; bei einem Patienten mit einer koronaren Herzkrankheit und Belastungs-Angina kann es durch eine zu hohe Trainingsbelastung unter Umständen zu einer schwer wiegenden Sauerstoffmangelversorgung des Herzmuskels mit Rhythmusstörungen kommen; und bei einem Patienten mit Herzinsuffizienz kann eine zu hohe Trainingsintensität zu einer dramatischen weiteren Verschlechterung der Pumpleistung führen.

Eine gründliche ärztliche Untersuchung und adäquate Dosierung der Belastung sind aber nicht nur bei Patienten mit Herz-Kreislauf-Erkrankungen von ganz entscheidender Bedeutung: So gehören zum Beispiel Patienten, die nach einer Gelenkersatzoperation an einem bewegungstherapeutischen Programm teilnehmen, in vielen Fällen zu der klassischen Risikogruppe, bei der bereits erhebliche Vorschäden des Herz-Kreislauf-Systems bestehen. Bluthochdruck und Veränderungen der Herzkranzarterien sollten bei ihnen deshalb vor Beginn einer Bewegungstherapie unbedingt ausgeschlossen beziehungsweise durch ein entsprechend modifiziertes bewegungstherapeutisches Programm gleich mitbehandelt werden.

Belastungsintensität und Herzfrequenz

Üblicherweise erfolgt die Belastungsvorgabe beim Ausdauertraining durch die Herzfrequenz: Die Intensität wird so gesteuert, dass eine individuell ermittelte Ziel-Herzfrequenz erreicht beziehungsweise nicht unterschritten oder überschritten wird. Die Herzfrequenz steigt mit jeder körperlichen Beanspruchung an. Unter Ruhebedingungen liegt sie zwischen 50 und 80 Schlägen pro Minute – wobei Trainierte, die in ihrem Leben bereits häufiger und über längere Zeit Sport getrieben haben, tendenziell eine niedrigere Ruhefrequenz haben als Untrainierte.

Sobald es zu einer höheren körperlichen Belastung kommt, stellt der Organismus sich darauf ein: Durch das veränderte chemische Milieu in der arbeitenden Muskulatur kommt es zu einer Aktivierung des sympathischen Nervensystems und dadurch zu einer Steigerung von Herzfrequenz, Blutdruck und Atmung. Diese Reaktionen werden durch die Stresshormone Adrenalin und Noradrenalin vermittelt. Für das Herz bedeuten diese Veränderungen eine höhere Belastung: Es muss nicht nur schneller schlagen, sondern gleichzeitig auch das Blut gegen einen erhöhten Druck in die Körperschlagader pumpen. Dafür benötigt das Herz mehr Sauerstoff. In der Medizin nutzt man deshalb das Produkt aus Blutdruck und Herzfrequenz als einen Indikator für die Einschätzung des aktuellen Sauerstoffbedarfs des Herzmuskels. Es ist naheliegend, dass bei Patienten mit einer Vorschädigung des Herz-Kreislauf-Systems Übungen mit einem hohen Sauerstoffbedarf – also maximale Herzfrequenzen oder hohe Kraftbelastungen – vermieden werden sollten.

Bei Trainierten steigt die Konzentration an Stresshormonen im Blut und damit auch die Herzfrequenz erst später an, weil ihre Muskulatur nicht so schnell übersäuert. Bei Höchstbelastungen kann dann aber auch bei ihnen die Herzfrequenz auf 180 bis 230 Schläge pro Minute ansteigen.

Im Vergleich zu Inaktiven steigt bei Trainierten die Konzentration an Stresshormonen im Blut und damit die Höhe der Herzfrequenz erst später an, weil bei ihnen durch den besser entwickelten aeroben Stoffwechsel in der Muskulatur kaum Säuren entstehen. Erst bei höchsten Belastungen setzt dann auch bei Trainierten eine massive Übersäuerung des Körpers ein. Dies hat dann ebenfalls eine maximale Ausschüttung von Stresshormonen und einen Anstieg der Herzfrequenz zur Folge, die individuell unterschiedlich durchaus in Bereichen zwischen 180 und 230 Schlägen pro Minute liegen kann. Es gilt also die Regel: Je höher die Herzfrequenz, desto höher ist die individuelle Aktivierung des sympathischen Nervensystems. Das heißt, desto höher ist die Konzentration der zirkulierenden Stresshormone.

Die Ermittlung der Trainingsherzfrequenz

In den vergangenen Jahre sind unzählige Verfahren zur Ermittlung des individuell günstigsten Pulswertes für verschiedene Trainingsbelastungen beschrieben worden. Teilweise sind die Werte dabei aus einfachen Formeln wie 180 oder 200 minus Lebensalter relativ leicht zu errechnen; für andere Algorithmen benötigt man dann schon eventuell einen Taschenrechner. All diesen Formeln ist gemeinsam, dass sie tatsächlich nur zu einem relativ geringen Teil die individuell günstigsten Belastungsintensitäten ermitteln: In der sportmedizinischen Fachwelt ist man sich weitgehend darüber einig, dass mit diesen Formeln nur in etwa einem Drittel der Fälle die Ziel-Herzfrequenz richtig bestimmt werden kann. Ansonsten fallen diese Berechnungen jeweils zu einem Drittel entweder zu hoch oder zu niedrig aus.

Probleme ergeben sich bei der oft empfohlenen individuellen Ermittlung von Trainingsherzfrequenzen als prozentuale Angabe einer Maximalfrequenz. Für die Bewegungstherapie ist diese Methode aus mindestens zwei Gründen ungeeignet: Erstens verbietet es sich, einem Patienten mit einer Herz-Kreislauf-Erkrankung eine Maximalbelastung zuzumuten (diese Aussage wird allenfalls relativiert, wenn diese Bestimmung im Rahmen der obligaten Gesundheitsuntersuchung vor Beginn der Therapie erfolgen kann). Zweitens setzt die Ermittlung einer maximalen Herzfrequenz voraus, dass die Betroffenen überhaupt zu einer körperlichen Ausbelastung fähig sind. Das ist aber gerade bei Anfängern selten der Fall, sodass die meisten Belastungsintensitäten eher zu niedrig ausfallen werden. Das ist zwar weniger gefährdend, nimmt der Bewegungstherapie aber etliche ihrer Möglichkeiten.

Der Laktattest als Indikator der individuellen Leistungsfähigkeit

Genauso wie man erwarten muss, dass ein Chirurg vor einem Eingriff im Bauchraum über die Lage eines Tumors informiert ist, so sollte im Rahmen eines bewegungstherapeutischen Programms die individuelle Belastbarkeit der Patienten genau bekannt sein. In der trainingswissenschaftlichen Praxis werden die individuell optimalen Herzfrequenzen über eine Bestimmung der Milchsäurekonzentration im Blut ermittelt: mit dem so genannten Laktattest. Dabei wird während eines üblichen Belastungstests, in dem die Belastung in definierten Zeitabständen (beispielsweise alle zwei oder drei Minuten) um einen definierten Betrag (zum Beispiel 25 oder 50 Watt) bis zum Belastungsabbruch gesteigert wird, am Ende jeder Belastungsstufe ein kleiner Blutstropfen aus dem Ohrläppchen entnommen, um die Konzentration der Milchsäure (Laktat) zu messen.

Grundlage dieses Tests ist, dass Muskeln bei Körperarbeit – sozusagen als Abfallprodukt der Energiegewinnung – Milchsäure bilden und diese ins Blut abgeben. Gleichzeitig entnehmen aber verschiedene Organe diese Milchsäure aus dem Blut und verbrennen sie für die eigene Energiebereitstellung. Diese Organe sind das Herz, die Leber sowie vor allem die Muskeln, die nicht an der aktuellen Belastung beteiligt sind, aber dennoch durchblutet werden. Bei körperlicher Bewegung besteht also zunächst ein Gleichgewichtszustand zwischen Laktatbildung und -abbau. Ab einer bestimmten Belastungsintensität produzieren die Muskeln dann jedoch mehr Laktat, als dem Blut entnommen und abgebaut wird. Die Folge: Der Körper übersäuert allmählich. Die Belastungsintensität, bei der gerade noch ein Gleichgewicht zwischen den Milchsäurebildung und -abbau besteht, wird in der Sportmedizin und Trainingswissenschaft als »maximales laktat steady state« oder »anaerobe Schwelle« bezeichnet. Der Wert dieser Schwelle ist von zentraler Bedeutung, um die Leistungsfähigkeit und die individuell optimalen Trainingsbelastungen zu ermitteln. Es ist klar, dass ein relativ schlecht trainierter Mensch bereits frühzeitig übersäuert, bei einem trainierten Organismus dagegen die Übersäuerung erst ab einer höheren Belastung beginnt.

Mit einem Laktattest kann man die aktuelle Leistungsfähigkeit und die individuell optimalen Trainingsbelastungen ermitteln. Dabei wird die Konzentration an Milchsäure gemessen, die, wenn man körperlich aktiv ist, in den Muskeln gebildet und ins Blut abgegeben wird.

Ein Laktattest ist folgendermaßen aufgebaut. Das erste Mal wird bereits vor Beginn der Belastung Blut aus dem Ohrläppchen entnommen, um die Laktatkonzentration in Ruhe zu bestimmen. Nach einer Aufwärmphase erfolgt dann eine erneute Blutentnahme. Danach wird die Belastung in definierten Stufen bis zur Erschöpfung gesteigert – und zwischendurch wieder Blut entnommen. Diese Tests können auf einem Fahrradergometer oder auch einem Laufband durchgeführt werden. Eine Minute, drei und fünf Minuten nach Ende der Belastung wird nochmals Blut entnommen, weil die in der Muskulatur entstehende Milchsäure unter Umständen erst mit einer gewissen zeitlichen Verzögerung im Blut messbar wird.

Die grafische Beziehung zwischen der Belastung und den dabei gemessenen Laktatwerten wird als Laktat-Leistungs-Kurve (LLK) bezeichnet (siehe nächste Seite). Sie gilt als biochemische Kennlinie der individuellen Leistungsfähigkeit und ermöglicht vielfältige Aussagen, die für die optimale Gestaltung eines Ausdauertrainings von Bedeutung sind. Vor allem lässt sich aus der Laktat-Leistungs-Kurve, die vor und nach einer Trainingsperiode ermittelt wird, auch die Effektivität eines durchgeführten Trainingsprogramms ableiten.

Die Laktat-Leistungs-Kurve verläuft zunächst lange Zeit flach und steigt dann mehr oder weniger schnell an. Der Punkt, an dem sie am stärksten ansteigt, zeigt die Belastungsintensität an, bei der in den Muskeln gerade noch ein Gleichgewicht zwischen Milchsäurebildung und -abbau besteht. Er wird als »anaerobe Schwelle« bezeichnet.

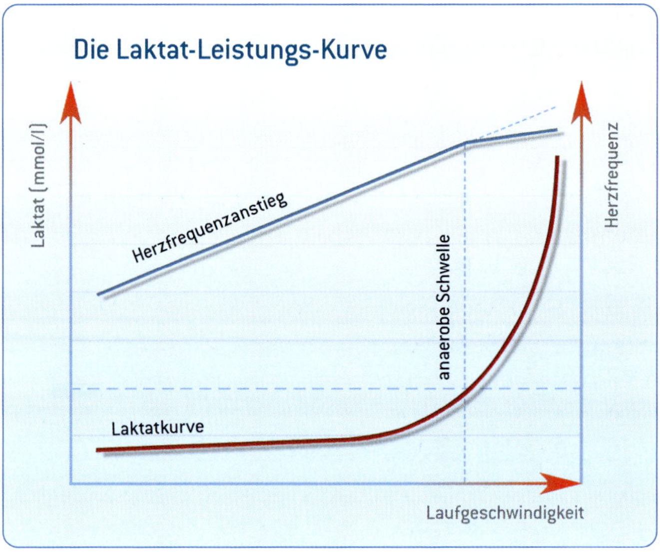

Der »klassische« Ausdauerbereich der Bewegungstherapie

Um die Ergebnisse eines Laktattests für das Training zu nutzen, ist es zunächst wichtig, die anaerobe Schwelle zu kennen. Eine Belastung in diesem Bereich müsste eine Person definitionsgemäß etwa 40 bis 45 Minuten durchhalten können – was für Ungeübte kaum möglich ist. Deshalb gibt man individuelle Trainingsintensitäten als prozentuale Angaben der anaeroben Schwelle vor, die als 100 Prozent gesetzt wird. So werden sehr niedrig dosierte Belastungen, die im Leistungssport als »regenerativ« bezeichnet werden, im Bereich von etwa 70 bis 75 Prozent dieser Schwellenintensität durchgeführt. In der Trainingslehre bezeichnet man diesen Bereich auch als GA 1 (Grundlagenausdauer). Etwas intensiver ist eine Belastung von etwa 80 bis 85 Prozent der anaeroben Schwelle, die man GA 2 nennt. Eine solche Belastung sollte im Rahmen einer Bewegungstherapie viel häufiger gewählt werden: Sie ist noch nicht zu intensiv, um den Patienten überzubelasten, aber anstrengend genug, um eine gute Grundlage für die gewünschten Anpassungsprozesse des Organismus zu liefern. Die Vorgabe dieser Intensitäten erfolgt über die Herzfrequenzen, die bei den verschiedenen Belastungsintensitäten aus der Herzfrequenzkurve abgelesen werden.

Somit gibt es für jeden einen individuell günstigsten Belastungsbereich für ein Ausdauertraining, der zwischen 80 und 100 Prozent der individuellen anaeroben Schwelle liegt. Dies ist der »klassische« Bereich, bei dem die Ausdauergrundlagen geschaffen werden. Hier verbrennt der Körper am meisten Fett, hier kann das Training am besten seine positive Wirkung auf das Herz-Kreislauf-System entfalten. Voraussetzung ist allerdings, dass die Belastungsdauer mindestens 30 Minuten beträgt. Aus diesen Angaben wird bereits deutlich, dass ein Ausdauertraining im Rahmen der Bewegungstherapie durchaus eine bestimmte Mindestintensität haben muss, wenn es effizient sein soll. Bei gut voruntersuchten Patienten gibt es keinerlei Gründe, ein Training mit etwas höheren Intensitäten zu vermeiden.

Der »klassische« Ausdauerbereich liegt zwischen 80 und 100 Prozent der individuellen anaeroben Schwelle. Bei dieser Belastung verbrennt der Körper am meisten Fett und stärkt am effektivsten das Herz-Kreislauf-System. Einzige Voraussetzung: Das Training muss mindestens 30 Minuten dauern.

Ein intensives Ausdauertraining findet dann im Bereich der anaeroben Schwelle (in bestimmten Trainingseinheiten auch darüber) statt. Mit diesen Trainingsformen sollte aber erst begonnen werden, wenn bereits eine gewisse Ausdauergrundlage besteht. Sie sind für die Bewegungstherapie eher nicht geeignet, wohl aber für diejenigen, die durch die Therapie Spaß am Sport entwickelt haben und eine weitere Verbesserung ihrer Leistungsfähigkeit anstreben. Der Anteil dieser Intensität am gesamten Trainingsumfang sollte etwa 5 bis 15 Prozent ausmachen.

Die maximale Sauerstoffaufnahmefähigkeit

Das Herz-Kreislauf-System passt sich auch dadurch an Trainingsbelastungen an, dass die maximale Sauerstoffaufnahmefähigkeit (VO_2 max.) zunimmt. Sie gilt als der »golden standard« der aktuellen körperlichen Fitness oder auch als »Bruttokriterium der kardiopulmonalen Leistungsfähigkeit«. Die Sauerstoffaufnahmefähigkeit hängt von der Funktion verschiedener Organsysteme ab, die letztlich alle ineinandergreifen: Lungenerkrankungen und -funktionsstörungen können zum Beispiel dazu führen, dass nicht genug Sauerstoff in den Lungenbläschen ins Blut übertreten kann. Aber auch das Blut selbst spielt eine entscheidende Rolle: Bei Blutarmut (etwa nach Blutverlusten) ist die Sauerstoffaufnahmefähigkeit geringer, weil nicht mehr genügend Hämoglobin zur Verfügung steht. Dies ist der rote Blutfarbstoff in den Blutzellen, an den sich der Sauerstoff binden und auch wieder ablösen kann. Hämoglobin enthält außerdem Eisen, weshalb dieses Mineral zur Blutbildung so notwendig ist. Bei Eisenmangel wird weniger Blut gebildet und dadurch auch weniger Sauerstoff gespeichert und transportiert.

Die maximale Sauerstoffaufnahmefähigkeit hängt darüber hinaus von der Leistungsfähigkeit des Herz-Kreislauf-Systems ab, das mit Sauerstoff angereicherte Blut optimal im Körper verteilen zu können. Sie liegt bei Patienten mit Herzinsuffizienz oder Herzkranzgefäßerkrankungen niedriger, da die Pumpleistung eingeschränkt ist. Dann wird der Herzmuskel bei Belastung nicht mehr ausreichend mit Sauerstoff versorgt. Seine Kontraktionsfähigkeit nimmt ab und somit auch die Pumpleistung. Schließlich spielt noch eine wichtige Rolle, wie die Muskulatur in den Armen und Beinen den angebotenen Sauerstoff verarbeiten kann. Entscheidend dafür ist eine genügend große Austauschfläche, die durch die Gesamtoberfläche der Blutgefäße gebildet wird. Je mehr Kapillaren in der Muskulatur entwickelt sind, desto mehr Sauerstoff kann in die Muskelzellen gelangen.

Den größten Einfluss auf die maximale Sauerstoffaufnahmefähigkeit dürfte aber die Fähigkeit der peripheren Muskeln zur Energiebereitstellung haben. Hier ist es die Anzahl der Mitochondrien, der »Kraftwerke der Zellen«, die den Sauerstoffverbrauch bestimmt. In diesen Strukturen finden sich in der so genannten Atmungskette die Enzyme, durch die der antransportierte Sauerstoff in komplexen chemischen Reaktionen mit den in den Zellen gespeicherten Nährstoffen in Verbindung gebracht wird und energiehaltige Moleküle gebildet werden. Je mehr Zellbestandteile vorhanden sind, desto höher ist der Sauerstoffverbrauch. Da sich die Mitochondrien in erster Linie in den Muskelfasern befinden, die sich besonders gut an Ausdauerbelastungen anpassen, haben konditionstrainierte Menschen die höchsten Werte für die Sauerstoffaufnahmefähigkeit.

Durch Ausdauertraining kommt es in der Muskulatur zu einer Vermehrung der Mitochondrien, »der Kraftwerke der Zellen«, die den Sauerstoffverbrauch bestimmen. Wer viel trainiert, hat folglich bessere Werte für die Sauerstoffaufnahmefähigkeit.

Die Bestimmung der maximalen Sauerstoffaufnahmefähigkeit erfolgt normalerweise auf einem Fahrradergometer, bei dem die Testpersonen gegen eine festgelegte Bremskraft treten. Die Belastung wird während der Untersuchung in definierten Schritten so lange gesteigert, bis eine körperliche Ausbelastung erreicht ist und der Vorgang wegen Erschöpfung abgebrochen werden muss. Da aus den Werten die Eignung zu bestimmten Trainingsbelastungen abgeleitet werden soll, ist es besonders wichtig, dass im Rahmen einer solchen Untersuchung auch tatsächlich eine maximale Belastung erreicht wird. Nur so sind relevante Aussagen über die Funktionsweise des Herz-Kreislauf-Systems gerade bei hohen Belastungen möglich. Während der Untersuchung atmet die Testperson in ein Spirometriesystem, mit dessen Hilfe der Gasstoffwechsel, also die Konzentration von Sauerstoff und Kohlendioxyd in den Atemgasen, gemessen wird.

> **Der Richtwert für eine optimale Fitness**
>
> Zahlreiche Studien, in denen die Beziehung zwischen der individuellen körperlichen Fitness und der Entstehung typischer Zivilisationskrankheiten untersucht wurde, kamen zu dem übereinstimmenden Ergebnis, dass die geringsten gesundheitlichen Risiken ab einer Sauerstoffaufnahmefähigkeit von mehr als 42 ml/min/kg Körpergewicht auftreten. Dieser Wert wird daher als der Richtwert für eine optimale Fitness betrachtet. Gut trainierte Ausdauersportler können Sauerstoffwerte zwischen 60 ml/min/kg Körpergewicht (Profisportler in Mannschaftssportarten), 70 ml/min/kg Körpergewicht (gut trainierte Ausdauersportler nationaler Leistungsklasse und mehr als 80 ml/min/kg Körpergewicht (Weltklasseathleten in Ausdauersportarten) erreichen.

Auch der Sauerstoffverbrauch sollte auf das Gewicht bezogen werden. Ein maximaler Sauerstoffverbrauch von drei Litern pro Minute bedeutet für einen 100 Kilogramm schweren Mann eine körpergewichtsbezogene Sauerstoffaufnahme von 30 ml pro Kilogramm Körpergewicht pro Minute, was für eine nur mittelgute körperliche Fitness spricht. Für eine 60 Kilogramm schwere Frau errechnet sich aus dem gleichen absoluten Betrag von drei Litern pro Minute körpergewichtsbezogen hingegen ein Wert von 50 ml pro Kilogramm, der für eine hervorragende Ausdauerleistungsfähigkeit spricht. Durch die verbesserte Sauerstoffaufnahmefähigkeit kommt es erst bei höheren Belastungen zum Einsetzen der anaeroben Energiebereitstellung und dadurch zu einer verzögerten Laktatanhäufung im Blut. Das bedeutet wiederum, dass auf gleichen Belastungsstufen das sympathische Nervensystem weniger stark angeregt wird und sich folglich weniger Stresshormone im Blut konzentrieren. Dadurch wird das Herz-Kreislauf-System geringer belastet – was gerade bei Patienten mit einem geschwächten Herzen von Bedeutung ist.

Sauerstoffaufnahme und Energieumsatz

Die Untersuchung der Sauerstoffaufnahmefähigkeit sagt aber nicht nur etwas über die körperliche Fitness aus; aus ihr können auch Rückschlüsse auf den aktuellen Energieumsatz gezogen werden. Physiologischer Hintergrund hierfür ist der Umstand, dass der Verbrauch von einem Liter Sauerstoff einem Energieumsatz von etwa 5 kcal entspricht. Dieser Betrag kann in Abhängigkeit von den genutzten Nährstoffen (Fette, Eiweiße, Kohlenhydrate) schwanken; allgemein gilt aber die Faustregel: Ein Liter Sauerstoff setzt 5 kcal um. Daraus können sich für manchen teils ernüchternde Resultate ergeben: Wenn etwa ein 80 Kilogramm schwerer Mann mit der »normalen« Fitness eines Untrainierten (also einer Sauerstoffaufnahmefähigkeit von etwa 30 ml/min/kg Körpergewicht; entsprechend 2400 ml/min) mit maximaler Belastung trainiert, setzt er etwa 12 kcal um. Bei einer mittelintensiven Belastung von etwa 70 Prozent der Maximalleistung (das entspricht ungefähr dem Bereich der anaeroben Schwelle) liegt der Energieumsatz dann bei gerade einmal 8,4 kcal pro Minute. Ein Gramm Fett enthält 9,3 kcal. Die enttäuschende Bilanz: Eine halbe Stunde intensiven Ausdauertrainings bringt demzufolge lediglich eine Gewichtsabnahme durch Fettverbrennung von nicht einmal 30 Gramm.

Die Belastungsintensität beim Krafttraining

Im Gegensatz zum Ausdauertraining, wo die individuell günstigste Intensität aus den Ergebnissen eines Laktattests gut abgeschätzt werden kann, ist eine Belastungsvorgabe beim Krafttraining gelegentlich problematisch. Normalerweise erfolgt die Ermittlung geeigneter Trainingslasten als prozentuale Angabe der Maximalkraft, die im Rahmen einer einzelnen Kontraktion maximal entwickelt werden kann. Für das klassische Hypertrophietraining, dessen Zweck vor allem eine Zunahme von Muskelmasse ist, wird eine Belastung von etwa 70 bis 75 Prozent der Maximalkraft gewählt. Mit dieser Belastung ist eine 12- bis 15-malige Wiederholung möglich. Da eine einmalige Maximalbelastung gerade für Patienten mit Herz-Kreislauf-Erkrankungen nicht ungefährlich ist, wird man versuchen, sich über eine langsame Steigerung der Gewichte bis an die Belastungsintensität heranzutasten, bei der diese Wiederholungsanzahl möglich ist.

Die Borg-Skala

leicht	6	überhaupt keine Anstrengung	
	7	extem leicht	
	8		
	9	sehr leicht	
	10		
optimal	11	leicht	
	12		optimaler Trainingsbereich
	13	etwas schwer	
	14		
schwer	15	schwer	
	16		
	17	sehr schwer	
	18		
	19	extrem schwer	
	20	größtmögliche Anstrengung	

Zu guter Letzt soll noch eine recht simple Möglichkeit vorgestellt werden, mit der man die aktuelle Belastungsintensität ermitteln kann: der so genannte Borg-Test (siehe links). Bei diesem zu Beginn der Sechzigerjahre von dem schwedischen Psychologen Gunnar Borg entwickelten Verfahren schätzen die Betroffenen den Grad der Belastung anhand einer Skala selbst ein. Dabei können sie Zahlen vergeben, die zwischen 6 (überhaupt keine Anstrengung) und 20 (größtmögliche Anstrengung) liegen. Diese subjektiven Angaben stimmen meist überraschend gut mit den objektiven Ergebnissen leistungsdiagnostischer Untersuchungen (Laktatkonzentration, Herzfrequenz, Atemfrequenz) überein. Erstaunlich auch: Wenn man an die ermittelten Werte jeweils eine Null anhängt, entspricht dies häufig dem entsprechenden Trainingspuls.

Wie sich der Organismus an Training anpasst

Wenn man systematisch und kontrolliert die Ausdauer trainiert, wird man schnell erste Effekte spüren: Der Körper passt sich in vielfältiger Weise an die Belastungen an. Man hat nicht nur mehr Muskelkraft – auch Herz, Kreislauf, Nerven- und Immunsystem profitieren von regelmäßiger Bewegung.

Das Herz-Kreislauf-System

Mehr als jedes andere Organ profitiert das Herz von einem Ausdauertraining. Bereits nach wenigen Wochen ist die morgendliche Pulsfrequenz merklich gesunken: Während ein untrainiertes Herz im Schnitt 75-mal pro Minute schlägt, kann man diesen Wert durch regelmäßiges Training auf etwa 50 bis 60 Schläge pro Minute reduzieren. Gleichzeitig schnellt der Puls bei Belastungen weniger in die Höhe. Der Vorteil liegt auf der Hand: Das Herz kann wesentlich ökonomischer arbeiten und macht deshalb weniger schnell schlapp.

Für diesen Effekt gibt es mehrere Ursachen: Zum einen nimmt durch das Training das Blutvolumen zu. Blut besteht aus verschiedenen Blutzellen, die in einer wässrigen Lösung, dem Blutplasma, schwimmen: den roten Blutzellen (Erythrozyten), die das Hämoglobin enthalten und den Sauerstoff quasi im Huckepackverfahren von der Lunge zu den Muskeln transportieren, und den weißen Blutzellen (Leukozyten), die eine wichtige Bedeutung für das Immunsystem haben, sowie den Blutplättchen, die eine große Rolle bei der Blutgerinnung spielen. Ausdauertraining führt dazu, dass die Anzahl der roten Blutzellen zunimmt, also die Sauerstofftransportfähigkeit verbessert wird. Das Blutvolumen steigt von etwa fünf Litern auf sechs Liter und mehr (bei einem Mann) – dieser Wert fällt proportional höher aus als die Zunahme der roten Blutzellen. Die Folge: Das Blut wird scheinbar dünner, es fließt aber insgesamt deutlich mehr durch die Gefäße. Das Herz kann mit jedem Schlag eine größere Blutmenge auswerfen als das eines weniger gut trainierten Menschen, und zwar, ohne dass der Herzmuskel selbst gewachsen wäre. Dieses so genannte Sportlerherz, bei dem es zu einer Gesamtvolumenvergrößerung von 750 bis 850 Milliliter auf 950 bis 1200 Milliliter kommen kann, bildet sich erst nach längerem Training und auch nicht bei allen Menschen. Eine zweite Ursache, warum bei Trainierten die Herzfrequenz bei Belastung abnimmt, ist, dass bei ihnen das vegetative Nervensystem weniger stark angeregt wird.

Wie das Herz ökonomischer arbeitet

- Der Ruhepuls sinkt, und auch der Puls bei Belastungen verringert sich.
- Der Herzmuskel arbeitet rationeller, weil er weniger Sauerstoff benötigt.
- Das Herz ist leistungsfähiger, weil die Blutmenge, die mit jedem Herzschlag in die Adern gepumpt wird, zunimmt (Steigerung des Herzschlagvolumens).

Das vegetative Nervensystem

Im Gegensatz zur willentlich zu beeinflussenden Auslösung einer Bewegung durch Muskeltätigkeit geschieht die Steuerung der inneren Organe durch das autonome oder auch vegetative Nervensystem. Es sorgt dafür, dass Herz und Atmung automatisch schneller arbeiten, wenn wir mit dem Training beginnen. Es steuert den Blutdruck und die Verdauungsprozesse und nimmt uns die Befürchtung ab, dass wir einmal vergessen könnten zu atmen.

Das vegetative Nervensystem sendet seine Impulse teils über Nerven, zu einem großen Teil aber durch Hormone zu den Zielorganen. Es lässt sich in zwei gegensinnig arbeitende Systeme aufteilen: einen Teil, der für alle aktivierenden Prozesse des Körpers zuständig ist, das so genannte sympathische Nervensystem, sowie einen zweiten Teil, der als parasympathisches Nervensystem alle Prozesse der Regeneration und Erholung steuert.

Der »sympathische Anteil« des vegetativen Nervensystems ist für alle physiologischen Reaktionen des Körpers zuständig, die in Situationen ablaufen, die mit den drei englischen Begriffen »fight«, »flight« und »fright« (Kampf, Flucht und Schrecken) zusammengefasst werden können – kurz: das, was wir als Stress bezeichnen. Sie führen dazu, dass das Stresshormon Adrenalin ausgeschüttet wird, unter dessen Einfluss Blutdruck, Herzschlag- und Atemfrequenz steigen. Adrenalin erweitert außerdem die Pupillen und stimuliert die Schweißdrüsen. Bei Aktivierung des Sympathikus kommt es zum Aufrichten von Haaren, und der Speichelfluss nimmt ab. All diese Reaktionen kennen wir aus dem täglichen Leben. Gerade die erweiterten Pupillen sind ein untrügliches Zeichen dafür, dass unser Gegenüber in einer Meinungsverschiedenheit unter Stress steht und über eine hohe Konzentration von Adrenalin im Blut verfügt.

Jede Form von psychischem und körperlichem Stress kann eine Aktivierung des sympathischen Nervensystems auslösen. Bei Körperarbeit geschieht dies durch eine Veränderung des chemischen Milieus in den Muskeln, wo es als Resultat einer erhöhten Stoffwechselaktivität zu einem Anstieg der Temperatur sowie der Konzentration von Kohlendioxyd und Milchsäure kommt. Ein Ausdauertraining verbessert die aerobe Leistungsfähigkeit des Muskelstoffwechsels: Weil die Milchsäurebildung bei einem Trainierten erst bei einer höheren Belastungsstufe einsetzt, übersäuern die Muskeln erst später. Die Folge: Der Sympathikus wird weniger stark aktiviert, dadurch steigen Atem- und Herzfrequenz ebenfalls geringer an. Als Folge eines regelmäßigen Trainings fallen Herzfrequenz und Blutdruck auch unter Ruhebedingungen niedriger aus. Die Kontraktionsgeschwindigkeit des Herzmuskels nimmt ab, das Herz schlägt insgesamt ökonomischer.

Nervensystem und Lernfähigkeit

Die Bedeutung des Nervensystems zur Steuerung von Bewegungen ist seit Langem bekannt. Durch Training kann man Bewegungen neu erlernen oder bereits bekannte Bewegungsmuster differenzierter und ökonomischer durchführen. In der Trainingswissenschaft werden Altersstufen unterschieden, in denen die Fähigkeit des motorischen Lernens unterschiedlich gut ausgebildet ist. Außerdem weiß man, dass Kinder, die während ihrer Entwicklung immer wieder vielen und starken Bewegungsreizen ausgesetzt waren, sich auch in ihrer intellektuellen Leistungsfähigkeit besser entwickeln als Altersgenossen, die nicht köperlich aktiv waren. In den vergangenen Jahren sind solche Beobachtungen durch neue Befunde aus der Gehirnforschung vielfach untermauert worden. Tatsächlich führt regelmäßige Bewegung zu einer verstärkten Ausbildung von Nervenzellen in solchen Hirnarealen, die auch für die kognitive Leistungsfähigkeit von Bedeutung sind (siehe Seite 44).

Aus Tierversuchen wissen wir von einigen ganz erstaunlichen Effekten, die ein Ausdauertraining auf verschiedene kognitive Fähigkeiten hat. In einem experimentellen Ansatz zur Untersuchung des Lernverhaltens mussten beispielsweise 19 Monate alte Mäuse (das entspricht etwa einem Menschenalter von 60 Jahren) in einem Wasserbecken schwimmen, in dem an bestimmten Stellen dicht unter der Oberfläche Plattformen lagen, auf denen sich die Tiere ausruhen konnten. Mäuse, die sich regelmäßig in einem Laufrad bewegt hatten, lernten deutlich schneller als ihre untrainierten Artgenossen, diese Stellen an unterschiedlichen Tagen wiederzufinden. Bei der Obduktion der Tiere fand man dann größere Mengen von neu gebildeten Zellen besonders in den Hirnarealen, die für die kognitive Leistungsfähigkeit zuständig sind.

Neurobiologische Studien haben in der letzten Zeit die Hypothese vom »fertigen Gehirn« ins Wanken gebracht. Obwohl die Untersuchungen längst noch nicht abgeschlossen sind, gehen die Forscher davon aus, dass Bewegung die Neubildung von Nervenzellen im Gehirn anregt.

Diese Befunde haben die lange Zeit gültige neurobiologische Hypothese vom »fertigen Gehirn« ins Wanken gebracht, nach der eine Reparatur oder sogar eine Neubildung von abgestorbenen oder verletzten Nervenzellen nicht möglich sei. Seit wenigen Jahren wissen wir aus den Untersuchungen von Professor Fred Gage vom Salk Institute for Biological Research im kalifornischen La Jolla (der auch den Versuchsansatz mit den im Wasserbecken verborgenen Plattformen erfand), dass das Gehirn in bestimmten Arealen sehr wohl in der Lage ist, lebenslang aus Stammzellen Neuronen zu bilden. Durch eine »stimulierende« Umwelt werden die Vermehrung, Wanderung und Ausdifferenzierung dieser Zellen im lebenden Organismus angeregt: In verschiedenen Tierexperimenten wurde deutlich, dass die Rate der neu gebildeten Nervenzellen unter negativem psychischem Stress sinkt, während sie bei körperlicher Bewegung zunimmt, und dass die Überlebensdauer der Nervenzellen ansteigt, wenn die Tiere in einer abwechslungsreichen Umgebung leben. Obwohl die Studien noch längst nicht abgeschlossen sind, sind die Forscher fest davon überzeugt, dass nicht nur die

Gehirne alter Labormäuse, sondern auch die betagter Menschen von körperlicher Bewegung profitieren. Welche Bedeutung solche Befunde beispielsweise für die Rehabilitation von Patienten mit schweren Nervenschäden nach Schlaganfall oder Querschnittslähmung haben, liegt auf der Hand.

Das Immunsystem

Die Forschung hat in den letzten Jahren bei vielen Krankheitsbildern neue Ursachen und Entstehungsmechanismen aufdecken können: So hat es sich gezeigt, dass viele Organveränderungen Befunden ähneln, wie sie bei einer langen Entzündung beobachtet werden können. Bei der koronaren Herzkrankheit vermutet man beispielsweise schon seit länger Zeit, dass die Ablagerungen in den Blutgefäßen das Resultat eines umfangreichen Entzündungsprozesses der Gefäßinnenhaut sind. Und auch für die Entstehung des Altersdiabetes (Diabetes Typ 2) könnte eine entzündliche Veränderung der Bauchspeicheldrüse mitverantwortlich sein, die sich auf die Zellen auswirkt, die für die Insulinproduktion zuständig sind. Bei der Analyse, welche Effekte Bewegung auf solche Krankheitsbilder hat, rückt seit einiger Zeit ein Organ mehr und mehr in den Blickpunkt der Forschung: das Immunsystem.

Das Immunsystem hat die Aufgabe, den Körper vor schädigenden fremden Mikroorganismen wie Bakterien, Viren und Pilzen zu schützen. Es setzt sich aus zahlreichen Bestandteilen zusammen: Dabei handelt es sich um ganze Organe, unterschiedliche Zellen und eine unendliche Anzahl von Eiweißmolekülen, die als Antikörper, Interleukine, Interferone usw. bezeichnet werden.

Das Immunsystem muss unterscheiden können, ob eine Substanz zum eigenen Körper gehört oder fremd ist, ob sie also toleriert oder bekämpft werden soll. Damit dies möglich ist, haben alle Eiweißmoleküle eine charakteristische Oberflächenform, die vom Immunsystem identifiziert werden kann. Fremde Eiweiße, die nicht zum eigenen Körper gehören, werden als Antigene bezeichnet. Antigene können die verschiedensten Substanzen sein – neben Mikroorganismen wie Bakterien können auch Blütenstaub und Pilzsporen antigene Wirkungen haben.

Mittlerweile weiß man, dass beim Ausdauertraining in den Muskeln entzündungsähnliche Vorgänge ablaufen, die das Immunsystem stimulieren. Wer etwas für seine körperliche Fitness tut, trainiert also auch seine Immunabwehr.

Stellt das Immunsystem fest, dass es sich bei einem bestimmten Molekül um ein Fremdeinweiß handelt, wird dieses durch ein spezielles körpereigenes Eiweißmoleküle markiert. Diese Moleküle werden als Antikörper bezeichnet. Für jedes Antigen gibt es einen spezifischen Antikörper – beide können aufgrund der unterschiedlichen Oberflächenstruktur miteinander reagieren. Die in einer Antigen-Antikörper-Reaktion entstandenen Verbindungen werden von bestimmten weißen Blutzellen aufgenommen und verdaut. Dabei kommt es zu Reaktionen, die als Entzündung bezeichnet werden. Diese Reaktionen, die beispielweise auch auftreten, wenn der Körper Verletzungen reparieren muss, werden durch verschiedene Substanzen ausgelöst, aber auch unterdrückt. Die wichtigsten dieser Substanzen sind der Tumor-Nekrose-Faktor, abgekürzt TNF, die Interleukine 1 (IL 1) und 6 (IL 6) sowie das so genannte C-reaktive Protein (CRP).

Die Wirkungen der aufgezählten Substanzen im Entzündungsprozess sind noch nicht eindeutig geklärt. Tatsache ist aber, dass im viszeralen Fettgewebe, also dem Fett des »Bierbauchs«, vermehrt die entzündungsfördernde Substanz TNF gebildet wird, die dann auch einen chronischen Entzündungsprozess in den Blutgefäßen aktiv halten kann. Das würde erklären, warum es beim Metabolischen Syndrom zur Entstehung von arteriosklerotischen Blutgefäßveränderungen kommt.

Untersucht man, wann diese entzündungshemmenden Substanzen produziert werden, kommt die Bewegung ins Spiel: Denn sie werden im Körper unter anderem dann ausgeschüttet, wenn Muskelarbeit verrichtet wird. Ein Beispiel dafür ist Interleukin 6. Untergruppen dieser Substanz hemmen die ungeregelte Zellteilung bei Leukämie oder auch das Tumorwachstum und werden entsprechend als »leucemic inhibitory factor« oder »oncostatin« bezeichnet. Die Ausschüttung der Interleukine dürfte also der »Schlüssel« zum Verständnis sein, warum Bewegung positiv bei Erkrankungen wirkt, die durch chronische Entzündungen verursacht werden.

Und auch die längerfristigen Effekte eines Trainings lassen sich vor diesem Hintergrund gut erklären, wie es Professor Gerhard Uhlenbruck, emeritierter Professor für Immunologie an der Universität Köln, beschrieben hat: »Wir wissen, dass durch das Ausdauertraining im Muskel und dem angrenzenden Gewebe entzündungsähnliche Vorgänge ablaufen, die wiederum das Immunsystem durch die Freisetzung einer ganzen Reihe von Botenstoffen stimulieren. Wenn dies nun öfter und regelmäßig geschieht, wird das Immunsystem ebenfalls trainiert. Die Immunzellen erhalten eine gewisse Fitness im Erkennen von Fremdstrukturen, also auch von Tumorzellen.«

Die Heilkraft der Bewegung

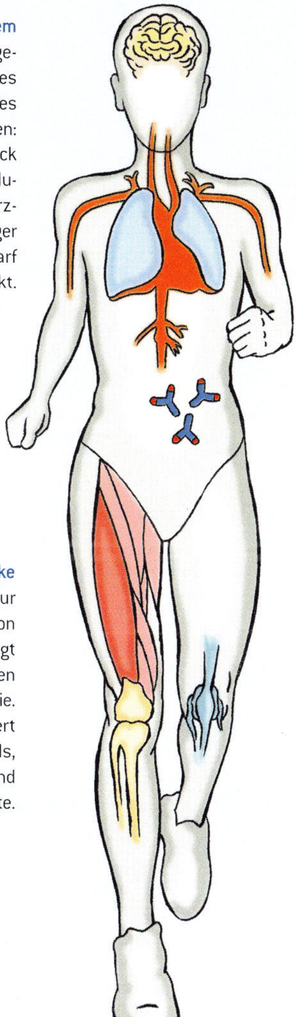

Hormonsystem
Bewegung beeinflusst das vegetative Nervensystem, indem es den aktivierenden Anteil des »Sympathikus« senkt. Die Folgen: Herzfrequenz und Blutdruck nehmen ab, das Herzschlagvolumen wird gesteigert. Das Herz-Kreislauf-System wird weniger belastet, der Sauerstoffbedarf des Herzmuskels wird gesenkt.

Gehirn
Ausdauernde Bewegung erhöht im Gehirn die Ausschüttung von Endorphinen und Serotonin.
Sie wirkt dadurch antidepressiv und baut psychischen Stress ab. Außerdem verbessert sie den Austausch von Botenstoffen und regt die Neubildung von Nervenzellen an.

Stoffwechsel
Bewegung bekämpft das Metabolische Syndrom: Sie aktiviert den Stoffwechsel und fördert die Fettverbrennung in der Muskulatur. Die Insulinempfindlichkeit der Muskeln wird erhöht, der Insulinbedarf sinkt. So kann man Diabetes Typ 2 verhindern bzw. therapieren und den Blutdruck normalisieren.

Knochen, Muskeln und Gelenke
Bewegung kräftigt die Muskulatur als wichtigsten Stabilisator von Gelenken und Wirbelsäule. Sie beugt Rückenschmerzen und vielen Gelenkproblemen vor bzw. lindert sie. Regelmäßige Bewegung verbessert die Ernährung des Gelenkknorpels, stärkt Bänder und Sehnen und fördert die Knochendichte.

Immunsystem
Bewegung stärkt das Immunsystem. Antientzündliche Substanzen werden ausgeschüttet, sodass seltener Infekte auftreten. Chronische Krankheiten, die durch Entzündungsprozesse entstehen (Arteriosklerose, Diabetes, Rheuma), werden positiv beeinflusst.

Bewegungstherapie in Eigenregie

Die Bewegungstherapie sollte als Hilfe zur Selbsthilfe betrachtet und nach einer bestimmten Anzahl von Trainingseinheiten von den Patienten in eigener Regie durchgeführt werden. So stellt sich nach Abschluss der ersten Phase, die unter regelmäßiger ärztlicher Kontrolle sowie mit den vorher ermittelten Belastungsintensitäten durchgeführt wird, für viele die Frage, wie es weitergehen soll. Einige Sportarten sind dabei unter gesundheitlichen Aspekten besonders zu empfehlen.

Idealerweise hat eine Bewegungstherapie den Effekt, dass die Patienten nicht nur ein Gefühl für die körperliche Belastung entwickeln und die Signale ihres Körpers verstehen lernen. Sie sollten auch die für sie am besten geeigneten Trainingsformen und Übungen später zu Hause selbstständig durchführen können. Und wenn man für das weiterführende Training vielleicht kaum um den Besuch eines Fitness-Studios herumkommen wird, so wird man sich mit der Kompetenz, die man während der unter Anleitung durchgeführten Bewegungstherapie erworben hat, schnell und ohne Probleme ein individuelles Krafttraining zusammenstellen können. Um das Trainingsprogramm zu Hause fortzusetzen, sollte sich jeder Patient einige Dehn- und Kräftigungsübungen für die Rücken- und Gesäßmuskulatur, den Bauch, die Oberschenkel sowie die Schultermuskeln merken. Es ist wichtig, diese Übungen weiterhin regelmäßig durchzuführen, damit vormals bestehende Probleme nicht wieder auftauchen.

Die Risiken von Spielsportarten

Bei der Frage nach geeigneten Sportarten, mit denen man nach einer Bewegungstherapie seine Aktivitäten fortsetzen kann, ergibt sich das Problem, dass die Belastungsintensitäten jederzeit kontrollierbar sein sollten. Nur so lassen sich möglicherweise schädliche Überforderungen vermeiden. Aus diesem Grund sind in der ersten Phase nach Abschluss einer Bewegungstherapie typische Spielsportarten wie Tennis, Squash, Fußball oder Volleyball, die in ihrer Intensität schwer steuerbar sind, eher ungeeignet. Das Risiko, sich im Eifer des Spielgeschehens zu überfordern oder sich zu verletzen, ist einfach zu groß.

Ausdauersportarten sind ideal, um nach Abschluss einer Bewegungstherapie selbstständig weiterzutrainieren. Allerdings sollte man sich auch dabei möglichst an den zuvor ermittelten Belastungsintensitäten orientieren.

Das Plus von Ausdauersportarten

Stattdessen stellen Ausdauerbelastungen die idealen Sportarten dar, die nach Abschluss einer Bewegungstherapie unter gesundheitlichen Aspekten weitergeführt werden können. Bei diesen Sportarten ist die Intensität über die Herzfrequenz gut steuerbar, sodass die individuell optimalen Belastungen vorgegeben werden können. Voraussetzung hierfür ist allerdings eine zuvor durchgeführte Untersuchung auf einem Ergometer, das die Belastung weitgehend simuliert; für Jogger und Walker sollte eine solche Untersuchung auf einem Laufband erfolgen, Ruderer sollten idealerweise auf einem Ruderergometer getestet werden.
Ein weiterer Vorteil von Ausdauersportarten liegt darin, dass sie auch andere Qualitäten wie Beweglichkeit und Kraft – und einige auch die Koordination – trainieren. Im Einzelnen sind die verschiedenen Sportarten in unterschiedlicher Weise für ein gesundheitlich ausgerichtetes Trainingsprogramm geeignet:

Fahrradfahren ist hier zu Lande so verbreitet, dass es von nahezu allen beherrscht wird. Die Belastung des Herz-Kreislauf-Systems kann über das Tempo einfach gesteuert werden, sodass es für jedermann geeignet ist. Wer das Fahrrad täglich als Fortbewegungsmittel nutzt, kann damit bereits einen Großteil des unter gesundheitlichen Aspekten notwendigen Energieumsatzes realisieren. Neben der Ausdauer trainiert Fahrradfahren auch die Beinkraft sowie das Gleichgewicht und sollte deshalb möglichst lange auch von Älteren betrieben werden.

Joggen ist die am leichtesten durchzuführende Sportart, die dazu noch den geringsten Aufwand benötigt. Ein paar (gute!) Schuhe, eine Sporthose – und es kann losgehen. Bei stark Übergewichtigen kann die Belastung für die Gelenke allerdings zu groß sein – für sie ist Walken die bessere Alternative, ebenso wie für diejenigen, die unter Gelenkverschleiß leiden. Für Anfänger besteht die Gefahr, sich zu überfordern und schnell mit Zeichen schwerer Erschöpfung das Laufen aufzugeben. Viele dürften jedoch schon im Rahmen der Bewegungstherapie Laufen als Herz-Kreislauf-Training betrieben haben und sind deshalb mit dem Laufgefühl bereits bestens vertraut.

Walking und Nordic Walking sind ebenfalls ganz hervorragend geeignete Sportarten für ein gesundheitlich ausgerichtetes Ausdauertraining – gerade auch für Ältere, da die Belastung für den Kreislauf und die Gelenke eher moderat ist. Beim Nordic Walking werden im Gegensatz zum Walking Stöcke eingesetzt, die eine nach vorne gebeugte Körperposition erlauben und dadurch den Rücken schonen. Außerdem werden durch einen richtigen Einsatz der Stöcke auch die Muskeln der oberen Extremitäten trainiert. Schleift man die Stöcke allerdings nur mit, profitiert man nicht von diesem Effekt, im Gegenteil: Dann kann es zu einseitigen Muskel- und Sehnenbelastungen kommen.

Schwimmen aktiviert das Herz-Kreislauf-System, kurbelt den Stoffwechsel an und trainiert fast die gesamte Muskulatur. Unter gesundheitlichen Aspekten sollten sich allerdings nur diejenigen für diese Sportart entscheiden, die bereits über Erfahrung im Schwimmen verfügen und mit dem Wasser vertraut sind. Für Übergewichtige ist Schwimmen gut geeignet, da der Auftrieb des Wassers für eine Entlastung der Gelenke sorgt. Auch für Asthmatiker ist diese Sportart ideal, da wegen der hohen Luftfeuchtigkeit keine Gefahr besteht, dass die Bronchien austrocknen und ein Anfall ausgelöst wird.

Skilanglaufen und Inlineskaten sind Sportarten, die von ihrer Belastung her sehr ähnlich sind. Auch sie können bei entsprechender Intensität eine gute Ausdauerleistungsfähigkeit entwickeln, erfordern aber zusätzlich noch ein gutes Gleichgewichtsvermögen und trainieren die Koordinationsfähigkeit. Gerade für Anfänger besteht beim Inlineskaten ein gewisses Verletzungsrisiko durch Stürze, das durch eine gute Vermittlung und eine entsprechende Sicherheitsausrüstung (Helm, Schulter-, Knie- und Handgelenkschoner) aber auf ein Minimum reduziert werden kann.

Rudern darf in dieser Auflistung nicht fehlen, da es wie keine andere Ausdauersportart das Kerz-Kreislauf-System stärkt und gleichzeitig fast alle Muskeln des Körpers kräftigt. Deshalb ist es unter gesundheitlichen Aspekten besonders zu empfehlen. Regelmäßiges Training auf einem Ruderergometer zählt sicherlich zu den besten Möglichkeiten, seine körperliche Fitness umfassend zu verbessern.

Die häufigsten Fragen zur Bewegungstherapie

Welche Untersuchungen sind vor dem Training nötig?

Vor dem Beginn eines Bewegungsprogramms müssen Gesundheitszustand und individuelle Belastbarkeit genau geprüft werden. Wichtig ist vor allem, die Belastbarkeit des Herzens zu testen, denn unentdeckte Herz-Kreislauf-Erkrankungen können bei körperlicher Belastung gefährlich werden. Außerdem ist es sinnvoll, die Gelenke untersuchen zu lassen. Ein medizinischer Gesundheits-Check sollte ein ausführliches Vorgespräch, eine umfangreiche Untersuchung, ein Belastungs-EKG mit Laktatbestimmung und Atemgasanalyse, eine Blutuntersuchung, eine Lungenfunktionsprüfung sowie eine Messung des Körperfettanteils umfassen. Am Ende stehen ein Beratungsgespräch und die Erstellung eines individuellen Trainingsplans.

Wie fühlt es sich an – tut es weh?

Neben der Behandlung der aktuellen Beschwerden sollte die Wiederentdeckung des Körpergefühls eines der ersten Ziele eines Trainingsprogramms sein. Viele Menschen, die jahrelang körperlich nicht aktiv waren, haben offensichtlich jeden Kontakt zu ihrem Körper verloren und sind nicht mehr in der Lage, normale physiologische Reaktionen richtig einzuschätzen. Oft werden Belastungen lange vor dem Erreichen einer körperlichen Ausbelastung mit teilweise ungewöhnlichen Begründungen abgebrochen. Umgekehrt kann die fehlende Beziehung zum eigenen Körper aber auch zur Überforderung führen. Obwohl es lediglich Vorurteile zu bedienen scheint, ist es häufig so, dass Männer sich beim Training eher überfordern als Frauen, die sich dafür oftmals kaum trauen, sich wesentlich anzustrengen.

Wie oft muss man trainieren?

Manche scheuen den Beginn einer Bewegungstherapie, weil sie immer wieder hören, ein Training habe nur dann Sinn, wenn man es vier- bis fünfmal pro Woche durchführt. Weniger als dreimal sei völlig sinnlos. Da man dies sowieso nicht schaffen könne, lohne es sich gar nicht, überhaupt mit einem Bewegungsprogramm zu beginnen. Natürlich ist ein Training, das wöchentlich drei- oder viermal durchgeführt wird, effektiver als ein einmaliges Training. Und es ist auch richtig, dass ein Training, welches nur einmal in der Woche durchgeführt wird, keinen Effekt in Bezug auf eine Leistungsverbesserung der trainierten Organe hat. Es wird aber unterschätzt, dass bereist ein einmaliges Training eine höhere Belastbarkeit im Alltagsleben ermöglicht, die dann wiederum einen entsprechenden Reiz zur Leistungsverbesserung darstellt.

Kann man auch im Alter noch mit der Therapie beginnen?

»Ich kann das nicht, ich kann doch nicht Sport treiben. In meinem Alter.« So und ähnlich klingen Reaktionen von Patientinnen und Patienten auf die dringende Empfehlung ihres Hausarztes, ein bewegungstherapeutisches Programm zu beginnen. Diese Reaktion ist typisch und zeigt, wie wenig verbreitet die Vorstellungen von einem Bewegungsprogramm als Therapiekonzept sind. Tatsächlich gibt es keinen sachlichen Grund, warum ein Patient mit entsprechender Indikation nicht eine gezielte Bewegungstherapie beginnen sollte. Wenn ein solches Programm ärztlich überwacht wird und man die individuellen Belastungsgrenzen kennt, kann es auch bei Hochbetagten höchst erfolgreich sein. Heide H. aus einem Seniorenstift in der Nähe unseres sportmedizinischen Instituts hat mit 84 Jahren noch mit einer Bewegungstherapie zur Behandlung ihrer Rückenschmerzen begonnen. Inzwischen kommt sie regelmäßig und absolviert in eigener Regie ihre Übungen, kann selbst die Trainingsgeräte einstellen und benötigt nur noch selten Beratung durch Ärzte oder Therapeuten.

Wann treten die ersten Effekte auf?

In der ersten Phase nach Beginn eines Trainings erfährt ein Neueinsteiger in Abhängigkeit vom Ausgangsniveau eine teilweise dramatische Leistungsverbesserung, was bei einem linearen Verlauf der Leistungsentwicklung schnell zu Spitzenleistungen führen würde. Tatsächlich verläuft der Leistungszuwachs jedoch mit steigendem Niveau immer flacher; für eine weitere Leistungsverbesserung muss ein unverhältnismäßig hoher Trainingsumfang realisiert werden. Jetzt hat das Training die Aufgabe, die erreichte Form möglichst lange zu stabilisieren. Betrachtet man Bewegung unter gesundheitlichen Aspekten, sollte man sich darüber im Klaren sein, dass ein nachhaltiger Effekt nur erreicht werden kann, wenn man lebenslang körperlich aktiv bleibt. Nicht umsonst formulierte Kenneth H. Cooper, der Pionier des gesundheitlich ausgerichteten Sporttreibens in den USA, die Regel: »Fitness is not the destination, Fitness ist he way.«

Birgt eine Bewegungstherapie Risiken?

Überspitzt formuliert, könnte man sagen, dass die Gefahren, die mit einem bewegungsarmen Lebensstil verbunden sind, weitaus größer sind als die eventuellen gesundheitlichen Schäden, die durch ein Bewegungsprogramm ausgelöst werden könnten. Natürlich muss man bei manchen Krankheitsbildern Einschränkungen beachten, die der Arzt oder Therapeut jedoch kennt und bei der Erstellung des Trainingsplans berücksichtigt. Trainingsfehler ergeben sich meist daraus, dass sich die Patienten über- oder unterschätzen. Obwohl sie manchmal nur in »homöopathischen Dosierungen« durchgeführt wird, kann Bewegungstherapie bereits sehr effektiv sein. In adäquater Dosierung stellt sie eine Therapie-Option dar, die in ihrer Wirkung längst noch nicht ausreichend gewürdigt wird.

Insulinresistenz

Wer sich dauerhaft zu wenig bewegt und gleichzeitig zu viel isst, läuft Gefahr, eine Insulinresistenz zu entwickeln. Die Zellen in Muskulatur, Leber oder Fettgewebe reagieren dabei zunehmend unempfindlich auf das Hormon Insulin. Als Folge wirken sowohl körpereigenes wie auch gespritztes Insulin immer weniger.

Wenn wir nicht körperlich aktiv sind, speichern die Muskeln die ihnen zugeführte Nahrung, bis ihre Energietanks überfüllt sind. Die Folge: Die noch im Blut zirkulierenden Zuckermoleküle können nicht mehr in die Zellen aufgenommen werden. Obwohl der Körper vermehrt Insulin ausschüttet, um die restlichen Zuckermoleküle in die Muskelzellen zu transportieren, gelingt dies nicht mehr. Das Ungleichgewicht zwischen Energieaufnahme und -verbrauch führt zu einem chronisch leicht erhöhten Blutzuckerspiegel und einer gleichzeitig chronisch erhöhten Insulinkonzentration. Diese Kombination wird als Insulinresistenz bezeichnet.

Insulinresistenz ist zwar zunächst kein eigenständiges Krankheitsbild, gilt aber als ein erheblicher Risikofaktor für die spätere Entwicklung eines Diabetes Typ 2 und damit für kardiovaskuläre Krankheiten, zumal sie in der Regel mit anderen Risikofaktoren wie Übergewicht, Bluthochdruck und Fettstoffwechselstörungen einhergeht. Die Höhe des Blutzuckerspiegels im nüchternen Zustand gilt als guter Marker für das Herz-Kreislauf-Risiko: Bei einem Wert bis zu 130 mg/dl ist es um 30 Prozent erhöht, bei einem Blutzuckerspiegel bis 140 mg/dl steigt es um 60 Prozent im Vergleich zu Personen mit Normalwerten (nüchtern unter 80 oder 100 mg/dl).

Zum Stand der Forschung

Es ist unbestritten , dass sich eine Insulinresistenz und damit auch Krankheiten, die sich aus ihr entwickeln können, bewegungstherapeutisch positiv beeinflussen lassen: Im Rahmen der 1998 von den Forschern Eriksson und Lindgärde publizierten »Malmö Prevention Study« erhielten Männer mittleren Alters mit Insulinresistenz eine Ernährungsberatung und Empfehlungen zur körperlichen Aktivität. Über einen Beobachtungszeitraum von zwölf Jahren lebten diese Männer deutlich länger als eine Kontrollgruppe. Interessanterweise verstarben von den Trainierten nicht nur weniger durch Krankheiten, die als Folge einer Insulinresistenz entstehen können (Gefäßveränderungen, Bluthochdruck, Herzinfarkt und Schlaganfall). Nein, auch das Risiko, an einer anderen Erkrankung wie zum Beispiel Krebs zu sterben, war deutlich verringert.

Wer an einer Insulinresistenz leidet, kann sein Risiko, an Diabetes Typ 2 zu erkranken, mit regelmäßiger Bewegung effektiver senken als mit einem der üblichen blutzuckerspiegelsenkenden Medikamente.

In einer finnischen Studie an über 500 Übergewichtigen mittleren Alters mit Insulinresistenz zeigte sich über einen Beobachtungszeitraum von über drei Jahren, dass durch einen veränderten Lebensstil, eine Umstellung der Ernährung und regelmäßige Bewegung das Risiko, einen Diabetes Typ 2 zu entwickeln, um fast 60 Prozent abnahm.

Ebenfalls eindeutig erwiesen ist, dass eine Bewegungstherapie bei Insulinresistenz im Vergleich mit anderen Therapieformen besonders gut wirkt: Für eine große amerikanische Studie wurden über 3200 Personen mit Übergewicht und Insulinresistenz in drei Gruppen eingeteilt und fast drei Jahre lang beobachtet. Im Vergleich zur Kontrollgruppe reduzierten die Personen der zweiten Gruppe, die 2,5 Stunden pro Woche körperlich aktiv waren, ihr Risiko, an Diabetes zu erkranken, um 58 Prozent. Die dritte Gruppe, die lediglich mit einem üblichen Medikament zur Senkung des Blutzuckerspiegels behandelt wurde, reduzierte ihr Diabetes-Risiko hingegen nur um 31 Prozent.

In einer chinesischen Studie wurden 6000 Personen mit Insulinresistenz über einen Zeitraum von sechs Jahren beobachtet. Neben einer Kontrollgruppe wurde eine Gruppe ausschließlich mit Diät behandelt, eine zweite Gruppe erhielt eine Bewegungstherapie und eine dritte eine Kombination aus beiden. Während die Diät das Risiko, einen Diabetes zu entwickeln, um etwa ein Drittel senkte, entwickelte nur die Hälfte der Patienten in der Trainingsgruppe dieses Krankheitsbild. Die Kombination von Diät und Bewegung führte zu keiner noch besseren Prognose im Vergleich zur reinen Trainingsgruppe.

Als Ursache und bei der Therapie von Zivilisationskrankheiten wird der Ernährung möglicherweise eine zu große Bedeutung beigemesen. Eine Diät allein kann nur kurzfristige Erfolge zeigen, wenn nicht zugleich auch ein Bewegungsprogramm durchgeführt wird.

Möglicherweise wird also der Ernährung bei der Verhinderung und Therapie von Zivilisationskrankheiten eine zu große Bedeutung beigemessen. Tatsächlich belegen Studien, dass die Kalorienaufnahme mit der Nahrung in den letzten Jahren um bis zu zehn Prozent gesunken ist. Dass dennoch immer mehr Menschen übergewichtig sind, zeigt, dass die Rolle des geringen Energieumsatzes bei fehlender Bewegung nach wie vor unterschätzt wird.

Natürlich sollte eine Änderung des Lebensstils idealerweise auch das Ernährungsverhalten betreffen. Bewegung und Ernährung können ihre Effekte sehr viel besser gemeinsam entwickeln: Sie bilden zwei Seiten einer Medaille und sind eigentlich gar nicht voneinander zu trennen. Aber die zum Teil beinahe groteske Anzahl verschiedener Diäten, mit denen viele versuchen, ihr Körpergewicht zu reduzieren, können ausnahmslos nur kurzfristige Erfolge bringen, wenn nicht auch gleichzeitig ein regelmäßiges Bewegungsprogramm durchgeführt wird.

Bewegungstraining wirkt auch bei Insulinresistenz im Wesentlichen auf zwei Arten: durch die akuten Effekte, die (unabhängig vom Trainingszustand der betroffenen Person) bereits durch eine einmalige körperliche Belastung ausgelöst werden, und durch die länger anhaltenden, »chronischen« Effekte, die aus einem über einen längeren Zeitraum durchgeführten regelmäßigen Training resultieren. Bereits eine einmalige körperliche Belastung verbessert die Glukoseaufnahme in die Muskelzelle deutlich: Sie kann je nach Belastungsintensität auf bis das Zwanzigfache der Ruhewerte ansteigen.

Bewegung aktiviert den Glukosestoffwechsel in den Muskeln und kurbelt die Aufnahme von Zuckermolekülen in die Zellen an. Da dieser Effekt jedoch nur zwei bis drei Tage anhält, muss man regelmäßig trainieren.

Ein wichtiger Grund für diese schnelle Wirkung einer akuten Belastung auf den Glukosestoffwechsel ist mittlerweile erkannt und umfassend untersucht worden. Die Zuckermoleküle werden durch kleine »Pumpsysteme«, die sich in der Zellwand befinden, in die Muskelzelle aufgenommen: Proteine, die den Zucker außerhalb der Zelle binden und ihn dann durch die Zellmembran ins Zellinnere transportieren. Körperliche Aktivität (aber auch der Einfluss von Insulin) kurbelt die Produktion dieser Proteine an. So lässt sich die Menge an Glukosemolekülen, die in einer bestimmten Zeit aufgenommen werden können, erheblich steigern. Dieser Effekt hält ungefähr zwei bis drei Tage an – danach verschwinden die neu in die Membran eingebauten Transporter allerdings wieder. Dies ist die Erklärung dafür, warum es so wichtig ist, sich regelmäßig zu bewegen, wenn man längerfristige Wirkungen wie dauerhaft gesenkte Insulinwerte erzielen möchte.

Eine wegweisende Studie mit Ausdauersportlern

Die ersten Hinweise auf langfristige Effekte von Bewegungstraining wurden bereits 1978 von einer deutschen Arbeitsgruppe um Dieter Lohmann aus Leipzig beschrieben. Sie untersuchte eine Gruppe von sechs gut trainierten Ausdauersportlern mit einem Glukosetoleranztest. Dabei wurde den Probanden eine festgelegte Menge an Glukose in Form einer Infusion verabreicht und danach der Blutzuckerspiegel sowie der Insulinwert untersucht. Der Blutzuckerspiegel verhielt sich vollkommen unauffällig. Er stieg sofort nach Infusionsbeginn an und fiel danach langsam ab, bis er eine Stunde nach Ende der Infusion wieder den Ausgangswert erreicht hatte. Dagegen unterschied sich das Verhalten der Insulinkonzentration deutlich von dem prognostizierten Verlauf: Bei dieser Untersuchung wird üblicherweise erwartet, dass etwa zwei Stunden nach der Infusion ein Anstieg auf etwa den vier- bis fünffachen Ruhewert erfolgt. Die Ausdauertrainierten hatten nicht nur bereits vor Beginn der Glukosezufuhr unter Ruhebedingungen deutlich niedrigere Insulinwerte; auch während der Infusion stiegen die Werte nur sehr geringfügig an und blieben während der zweistündigen Infusion konstant. Dieses Resultat wurde mit einer erhöhten Insulinempfindlichkeit der Körperzellen erklärt. Zahlreiche Studien aus den Achtzigerjahren bestätigten diese Ergebnisse und führten dazu, dass Bewegung als wirksame Therapie bei Insulinresistenz akzeptiert wurde.

Ein Bewegungsprogramm aktiviert außerdem verstärkt Enzyme, die innerhalb der Zellen dafür sorgen, dass Glukose in Form von Glykogen gespeichert werden kann. Neben diesen spezifischen Effekten gibt es aber auch unspezifische Veränderungen durch körperliches Training, die gerade bei der Insulinresistenz eine wichtige Rolle spielen: So bewirkt die vermehrte Anzahl an kleinen Blutgefäßen (Kapillaren) sowie die gesteigerte Muskeldurchblutung, dass mehr Glukosemoleküle in die Muskeln gelangen und dort aus dem Blut entnommen werden können.

Schließlich führt der erhöhte Blutfluss in den Blutgefäßen zu einem Scherstress (Annäherung, Spannung) der Gefäßwände, der wiederum für eine verstärkte Bildung des Stickoxyds Endothel sorgt. Dieses Stickoxyd ist dafür verantwortlich, den Querschnitt der Blutgefäße zu regulieren – ein Mechanismus, der gerade bei Personen mit Insulinresistenz häufig beeinträchtigt ist.

Wenn als Effekt des Trainings Fettgewebe in Muskelgewebe umgewandelt wird, liegen die Vorteile auf der Hand: Im Muskelgewebe findet ständig ein höherer Energieumsatz statt, und es wird mehr Glukose aus dem Blut aufgenommen.

Das geeignete Training

Bei der Untersuchung der Frage, welche Form der Bewegungstherapie bei Insulinresistenz am besten wirkt, liegen die meisten kontrollierten Langzeituntersuchungen für Ausdauerbelastungen vor. Aber auch ein moderates Krafttraining mit vielen Wiederholungen kann die Insulinresistenz verbessern und damit der Entstehung eines Typ-2-Diabetes vorbeugen. Im Gegensatz zum Ausdauertraining bewirkt Krafttraining eine Zunahme der Muskelmasse. In der wissenschaftlichen Terminologie wird diese als »lean body mass«, also als fettfreie Körpermasse, bezeichnet. Der Vorteil einer solchen Therapieanpassung liegt auf der Hand: Fettgewebe mit niedriger Stoffwechselintensität wird in Muskelgewebe umgewandelt. Dort findet ständig ein höherer Energieumsatz statt, und Brennstoffe werden während des ganzen Tages abgebaut. Gleichzeitig kann das Muskelgewebe mehr Glukose aus dem Blut aufnehmen.

Aber auch einfache Alltagsbelastungen können sich bereits positiv auf eine Insulinresistenz auswirken, wie eine entsprechende Untersuchung der Universität von Nagoya in Japan zeigt. Dabei wurden Übergewichtige in zwei Gruppen aufgeteilt, die jeweils eine Reduktionsdiät von 1600 kcal pro Tag erhielten. Zehn Personen bildeten die Kontrollgruppe. Die Trainingsgruppe von 14 Personen wurde aufgefordert, sich im Alltagsleben mehr zu bewegen. Dies wurde durch kleine Schrittzähler dokumentiert, die alle Probanden trugen.

▸ Ausdauer- oder Krafttraining?

Die größte Wirkung auf eine Insulinresistenz im Rahmen der Bewegungstherapie lässt sich durch Ausdauerbelastungen erzielen. Dabei genügen bereits einfache Alltagsbelastungen wie beispielsweise Gehen, aber auch Joggen, Nordic Walking und andere zyklische Belastungsformen. Die Belastungsintensität sollte idealerweise bei etwa 50 Prozent der maximalen Sauerstoffaufnahme liegen und zwei- bis dreimal täglich etwa 10 bis 15 Minuten (idealerweise nach einer Mahlzeit) an drei bis fünf Tagen in der Woche durchgeführt werden. Krafttraining ist vorteilhaft, weil es dadurch neben einer Steigerung der Kraft auch zu einer Zunahme der Muskelmasse kommt.

Tatsächlich stieg die Anzahl der Schritte in der Trainingsgruppe auf 19 200 pro Tag an, bei der Kontrollgruppe blieb sie mit 4500 Schritten unverändert. Nach sechs bis acht Wochen hatten alle Teilnehmer an der Untersuchung durch die Diät abgenommen. Die Insulinresistenz (gemessen an der Menge an Glukose, die bei identischer Insulingabe vom Körper aufgenommen werden kann) war in der Kontrollgruppe unverändert. In der Trainingsgruppe stieg dieser Wert an – und zwar in sehr enger Beziehung zu der Anzahl der gegangenen Schritte.

Eine interessante Studie über die notwendige Intensität und Häufigkeit einer Trainingstherapie bei Insulinresistenz wurde 2004 von einer Forschungsgruppe um Joseph A. Houmard von der East Carolina University in Greenville vorgestellt. Sie untersuchte 154 übergewichtige Frauen, die außer einer Insulinresistenz auch teilweise erhebliche Fettstoffwechselstörungen hatten. Neben einer Kontrollgruppe wurden drei weitere Gruppen gebildet, die mit unterschiedlicher Intensität und Dauer trainierten: Jeweils eine Gruppe joggte mit relativ hoher Intensität (65 bis 80 Prozent der Maximalleistung) entweder 32 oder 19 km pro Woche. Eine dritte Gruppe lief die 19 km mit einer sehr geringen Intensität von nur 45 bis 50 Prozent der Maximalleistung. Die durchschnittliche Belastungsdauer betrug 165 oder 114 Minuten (hoher oder geringer Umfang bei hoher Intensität bzw. 171 Minuten geringer Umfang bei geringer Intensität, aber deutlich längerer Trainingsdauer). Das Ergebnis der Messungen überraschte nicht: Alle Trainingsprogramme verbesserten die Insulinresistenz in ähnlicher Weise. Aber die Wirkung war umso besser, je länger das Training dauerte – unabhängig von der Belastungsintensität.

Vorsicht!

Bei Insulinresistenz gibt es keine generellen Kontraindikationen für eine Bewegungstherapie. Allerdings muss berücksichtigt werden, dass die Patienten in der Regel noch weitere gesundheitliche Veränderungen zeigen, wie sie im Rahmen der Entstehung eines Metabolischen Syndroms auftreten. Gerade bei bestehendem Bluthochdruck sollte ein Trainingsprogramm individuell angepasst und besonders hohe Belastungsspitzen vermieden werden. Krafttraining sollte deshalb nur mit geringer Belastung und dafür hohen Wiederholungszahlen durchgeführt werden.

Diabetes Typ 2

Eine langjährige Insulinresistenz mündet irgendwann in das Bild des Diabetes Typ 2. Dabei erschöpfen sich die insulinproduzierenden Zellen der Bauchspeicheldrüse. Es handelt sich jedoch keinesfalls um eine schicksalhaft erworbene Stoffwechselkrankheit – in erster Linie ist der Lebensstil für ihre Entstehung verantwortlich (»life style associated disease«). Charakteristisch für den Diabetes Typ 2 sind ein dauerhaft erhöhter Blutzuckerspiegel sowie ein abnormaler Zucker-, Fett- und Eiweißstoffwechsel.

Oft beginnt der Diabetes Typ 2 schleichend und wird in über der Hälfte aller Fälle erst diagnostiziert, wenn er bereits Gewebe geschädigt hat. Bei der Erstdiagnose leiden 15 Prozent der Betroffenen schon unter arteriosklerotischen Veränderungen der peripheren Arterien (vor allem in den Beinen), 15 Prozent haben eine koronare Herzkrankheit, bis zu 15 Prozent sehen schlechter als Folge einer diabetischen Netzhautveränderung. Bei 30 Prozent funktionieren die Nieren nicht mehr optimal, bei fünf Prozent ist ein Schlaganfall das erste Symptom für einen Diabetes.

Daneben bestehen weitere gesundheitliche Risikofaktoren, die letztlich alle im Gefolge des Metabolischen Syndroms entstehen: 80 Prozent der Diabetiker sind übergewichtig, 60 bis 80 Prozent haben Bluthochdruck, bei 40 bis 50 Prozent ist der Fettstoffwechsel gestört. Die Sterblichkeit bei diesen Patienten ist zwei- bis viermal so hoch wie in der restlichen Bevölkerung. Drei Viertel der Todesfälle gehen auf das Konto eines krankhaft veränderten Herz-Kreislauf-Systems.

Wenn die Konzentration an Blutzucker dauerhaft erhöht ist, gehen Eiweiße mit diesen Zuckern eine chemische Verbindung ein, was zu weiteren Komplikationen führt. Ähnlich wie Metalle oxidieren und rosten, wenn sie lange Zeit dem Sauerstoff in der Luft ausgesetzt werden, bilden sich zwischen Eiweißkörpern und Zuckermolekülen stabile und irreversible Verbindungen: Die Proteine »verzuckern«. Wenn diese Verzuckerung in den kleinsten Blutgefäßen stattfindet, quellen die Gefäßwände auf und stören den Blutfluss. Sie verändern sich, als seien sie verstopft. Diese kleinen Blutgefäße, die als Kapillaren bezeichnet werden, weil sie lang und dünn wie Haare sind (capilli = lat. Haare), versorgen unter anderem auch die Strukturen der Blutgefäße und der Nerven.

Die Wände von Blutgefäßen sind ebenso wie Nerven lebende Gewebe und benötigen für ihre Arbeit daher ausreichend Nährstoffe. Wenn sie diese nicht erhalten, funktionieren sie oft nicht mehr optimal. Die Gefäßmuskulatur reagiert nicht mehr situationsgerecht. Zudem sind die inneren Schichten der Blutgefäße leicht verletzbar, sodass sich Fette leichter in die Gefäßwände einlagern können. Neben einem Funktionsverlust, der durch die Schädigung der kleinsten Gefäße entsteht, werden nun auch die größeren Gefäße in Mitleidenschaft gezogen. Diese Veränderungen der kleinen

Das Blutzuckergedächtnis HbA1c

Die Tatsache, dass Eiweißmoleküle bei länger erhöhtem Blutzuckerspiegel verzuckern, wird zu diagnostischen Zwecken genutzt: Da auch Hämoglobinmoleküle in den roten Blutzellen verzuckern, lässt sich aus dem Anteil der verzuckerten Hämoglobinmoleküle ableiten, wie oft die Blutzuckerkonzentration in den sechs bis acht Wochen vor der Untersuchung über das normale Maß hinaus erhöht war. Normalerweise macht der Anteil der verzuckerten Hämoglobinmoleküle (sie werden als HbA1c bezeichnet) nicht mehr als etwa fünf Prozent aus. Bei länger andauernder Blutzuckererhöhung, wie es bei Insulinresistenz oder bei manifestem Diabetes beobachtet wird, steigt dieser Wert an. Wenn der Diabetes gut eingestellt ist, normalisiert sich der HbA1c-Wert, er gilt daher als Indikator für eine korrekte Therapie des Diabetes.

und kleinsten Blutgefäße werden als Mikroangiopathie bezeichnet. Sie sind der Grund für eine Vielzahl von Komplikationen, die sich im Verlauf einer Diabeteserkrankung an verschiedenen Organen des Körpers manifestieren: In erster Linie funktionieren die Nieren oder die Netzhaut nicht mehr richtig. Die Zellen der Netzhaut sterben ab, was zu einem Verlust des Sehvermögens bis hin zur völligen Erblindung führen kann. Jedes Jahr erblinden in Deutschland 5000 bis 8000 Menschen neu aufgrund von Spätschäden eines Diabetes.

Die Mikroangiopathie führt aber auch zu schweren Durchblutungsstörungen in den Beinen, die regelrecht verfaulen können. Geschätzte 28 000 Amputationen im Jahr sind die traurige Bilanz. Weil aber auch die großen Blutgefäße betroffen sind, treten koronare Herzkrankheit oder Schlaganfälle bei Diabetikern häufiger auf.

Besonders heimtückisch ist die allmähliche Nervenschädigung. Bei Diabetikern können die Nerven nach einer gewissen Zeit keine Informationen mehr weiterleiten. Das ist besonders dann gefährlich, wenn es sich bei diesen Informationen um Warnsignale des Körpers wie die Schmerzmeldung an das Gehirn handelt. Durch die Nervenschädigung werden Schmerzen zum Beispiel im Fuß nicht mehr wahrgenommen. Ein kleines Steinchen im Schuh, das bei einem Gesunden unangenehme Druckschmerzen verursachen und deshalb sofort entfernt werden würde, wird vom Diabetiker oft nicht wahrgenommen. So merkt er gar nicht, dass an der Druckstelle möglicherweise die Haut verletzt ist, die sich vielleicht sogar noch entzündet. Weil die Durchblutung und damit auch die Abwehr- und Heilungsfähigkeit herabgesetzt sind, kann eine schwere Schädigung die Folge sein, die häufig der Beginn einer Entwicklung ist, an deren Ende die Amputation des Fußes steht. Aus diesem Grund muss ein Diabetiker gerade bei der Bewegungstherapie ein besonderes Augenmerk auf seine Füße legen.

Zum Stand der Forschung

Bewegung ist bei diesem Krankheitsbild aus zwei Gründen von elementarer Bedeutung: Eine schlechte körperliche Fitness ist bei Typ-2-Diabetikern ein unabhängiger Risikofaktor für einen frühzeitigen Tod. In mehreren Untersuchungen zeigte sich, dass die maximale Sauerstoffaufnahmefähigkeit (siehe Seite 68ff.) bei Diabetikern durch ein moderates Ausdauertraining genauso verbessert werden kann wie bei untrainierten Gesunden: Nach drei- bis viermaligem Training pro Woche, das mit einer Intensität von etwa 50 bis 70 Prozent der möglichen Maximalleistung durchgeführt wurde, wurde nach zwei Monaten eine Steigerung um fast zwölf Prozent gemessen. In inaktiven Kontrollgruppen nahm die Sauerstoffaufnahmefähigkeit dagegen um ein Prozent ab. Und auch ältere Diabetiker haben hervorragende Chancen, noch etwas für ihre Fitness zu tun: L. Jerome Brandon vom Veterans Affairs Medical Center in Decatur (Georgia) konnte bei 31 Diabetikern (Altersdurchschnitt: 66 Jahre) nach einem halbjährigen regelmäßigen Krafttraining einen Kraftzuwachs von 31 Prozent nachweisen.

Durch ein regelmäßiges moderates Ausdauertraining können Diabetiker ihre körperliche Fitness genauso verbessern wie untrainierte Gesunde.

Aber auch therapeutisch wirkt sich Bewegung auf Patienten mit Typ-2-Diabetes durchweg positiv aus. In der internationalen Forschung herrscht Einigkeit darüber, dass regelmäßiges Training – in Verbindung mit einer entsprechenden Ernährung und einer medikamentösen Therapie – eine der Grundlagen für die erfolgreiche Behandlung von Typ-2-

Diabetes ist. Normand G. Boule von der Universität von Alberta wertete 2001 in einer so genannten Metaanalyse 14 Studien über die Effekte einer Bewegungstherapie auf Diabetes Typ 2 aus. Danach reduzierte sich durch das Trainingsprogramm die HbA1c-Konzentration durchschnittlich um 0,66 Prozent. Das Interessante an diesem Ergebnis: Die Bewegungstherapie schnitt erfolgreicher ab als eine medikamentöse Behandlung, bei der im Durchschnitt eine Senkung des HbA1c-Werts um 0,6 Prozent festgestellt wurde.

Das geeignete Training

Bewegung ist mittlerweile international als eine der Säulen einer erfolgreichen Diabetes-Behandlung anerkannt. Teilweise ist das Trainingsprogramm erfolgreicher als eine medikamentöse Therapie.

Bei Typ-2-Diabetikern wird vor allem ein Ausdauertraining durchgeführt. Dabei kann generell eine deutliche Verbesserung des diabetischen Stoffwechsels festgestellt werden. In jüngster Zeit wurden aber auch Studien publiziert, in denen die positiven Wirkungen eines Krafttrainings beschrieben werden. So fand eine österreichische Gruppe um Professor Edmund Cauza aus Wien heraus, dass durch ein Krafttraining (zwei bis drei Sätze von je 10 bis 15 Wiederholungen zwei- bis dreimal pro Woche) der Anteil der verzuckerten Hämoglobinmoleküle (HbA1c) bei 22 Diabetikern genauso gut gesenkt werden konnte wie durch ein Ausdauertraining.

Ob Ausdauer- oder Krafttraining – in jedem Fall bewirkt die Anpassung des Organismus an das Bewegungsprogramm, dass eine größere Menge von Glukose aus dem Blut in die Muskelzellen aufgenommen werden kann – was sich letztlich in einem verringerten Bedarf an Medikamenten bemerkbar machen müsste. Tatsächlich konnte in zahlreichen Studien nachgewiesen werden, dass unter einer gezielten Bewegungstherapie der Bedarf an oralen antidiabetischen Medikamenten und Insulin abnahm.

Vorsicht!

Für Diabetiker gelten einige Einschränkungen bei der Bewegungstherapie: Bevor mit einem Trainingsprogramm begonnen wird, sollten Blutzuckerwerte über 17 mmol/l oder unter 7 mmol/l korrigiert werden. Bei Letzterem ist die Gefahr der Unterzuckerung zu groß. Wer bereits unter Bluthochdruck oder einer Netzhautschädigung leidet, sollte ein Training vermeiden, das zu einer Pressatmung führt. Der zusätzliche Druck, der dabei im Brustkorb entsteht, kann den Blutdruck erheblich erhöhen. Das gefährdet nicht nur ein vorgeschädigtes Herz-Kreislauf-System, sondern kann auch die Netzhaut noch weiter zerstören. Deshalb sollten beim Krafttraining nur geringe Gewichte mit einer hohen Wiederholungszahl bewegt werden.

Komplikationen können sich vor allem aufgrund der bereits beschriebenen Nervenschädigungen ergeben: Die gestörte Reizweiterleitung in den Nerven führt häufig dazu, dass Schmerzen, die eigentlich ein Warnsignal sind, von den Betroffenen nicht wahrgenommen werden. Wenn eine Druckbelastung durch einen zu engen Schuh oder eine Falte im Strumpf unkontrolliert andauert, drohen Gewebsuntergang und Nekrosen. Werden solche Verletzungen dann auch noch bakteriell besiedelt, sodass eitrige Geschwüre entstehen, ist die betroffene Extremität häufig nicht mehr zu retten und muss amputiert werden. Gerade Diabetiker mit bereits bestehenden Nervenschädigungen sollten also peinlichst genau darauf achten, dass sich in ihren Sportschuhen keine Druckstellen entwickeln, und die Strümpfe immer glatt zu ziehen. Möglicherweise ist es angebracht, auf Ausdauerbelastungen auszuweichen, bei denen das Körpergewicht nicht auf den Füßen lastet: also Fahrradfahren, Schwimmen oder Rudern.

Diabetische Nervenschädigungen können aber auch die Fasern des vegetativen Nervensystems angreifen. Unter Umständen sind dann auch die Nerven, die die Herzfunktion steuern, in ihrer Funktionsfähigkeit eingeschränkt. Patienten mit dieser Komplikation haben bereits in Ruhe eine erhöhte Herzschlagfrequenz und leiden unter einer eingeschränkten Temperaturregulation. Oft wird ihnen schwindlig, wenn sie aus einer liegenden Position oder einer tiefen Hocke aufstehen (orthostatische Probleme).

Auch ihre Schmerzwahrnehmung am Herzmuskel kann beeinträchtigt sein. Angina-pectoris-Schmerzen, die durch die Belastung bei eingeengten Herzkranzarterien entstehen, nehmen sie deshalb möglicherweise gar nicht wahr. Sie bemerken nicht, dass der Herzmuskel nicht mehr ausreichend mit Sauerstoff versorgt wird, und haben deshalb ein deutlich höheres Risiko, einen plötzlichen Herztod zu erleiden.

Deshalb ist es gerade für diese Betroffenen besonders wichtig, sich vor der Bewegungstherapie eingehend untersuchen zu lassen. Selbstverständlich sollte dabei auch ein Belastungs-EKG durchgeführt werden, um eventuell bestehende Gefäßveränderungen festzustellen. Weil ihre Nervenfasern zerstört sind – und damit auch die vegetative Regulationsfähigkeit –, sollten diese Patienten Belastungen in zu kalter oder zu warmer Umgebung vermeiden und immer genügend trinken. Diese Empfehlungen gelten im Übrigen für alle Patienten, die im Rahmen einer Bewegungstherapie regelmäßig trainieren.

Fettstoffwechselstörungen

Vor allem in den westlichen Ländern kann man bei immer mehr Menschen erhöhte Mengen an Fetten – Triglyzeriden und Cholesterin – im Blut nachweisen. In der Fachsprache werden diese Fettstoffwechselstörungen als Hypertriglyzeridämie oder Hypercholesterinämie bezeichnet. Sie gelten als ein wesentlicher Risikofaktor für die Entstehung von Arterioklerose und damit für eine Vielzahl von lebensgefährlichen Erkrankungen wie Herzinfarkt und Schlaganfall.

Meist sind Fettstoffwechselstörungen das Ergebnis eines über lange Jahre andauernden Missverhältnisses zwischen Energieaufnahme und -verbrauch. Zu wenig Bewegung sowie zu viel und zu fettes Essen – vielleicht noch in Verbindung mit einer genetischen Prädisposition – sind in etwa 98 Prozent der Fälle die Hauptursachen für ihre Entstehung. Am häufigsten kommt es entweder zu einer isolierten Erhöhung des LDL-Cholesterins oder zu einer Fettstoffwechselstörung, in der sowohl die Cholesterine als auch die Triglyzeride erhöht sind (siehe Kasten Seite 104).

Daneben kann – was jedoch äußerst selten ist – auch ein angeborener Defekt im Fettstoffwechsel vorliegen, von dem verschiedene Typen bekannt sind. Patienten mit diesem Krankheitsbild erleiden nicht selten schon mit Mitte zwanzig einen Herzinfarkt – selten erleben sie ihr 40. Lebensjahr. Aber auch solche angeborenen Störungen lassen sich durch ein regelmäßiges Ausdauertraining kompensieren. Bestes Beispiel dafür ist das Schicksal eines der ersten Protagonisten des Laufsports, der in den USA Mitte der Siebzigerjahre ent-

Gute und schlechte Fette

Bei den Blutfetten werden Cholesterin und Triglyzeride unterschieden. Das Cholesterin setzt sich aus verschiedenen Unterfraktionen zusammen: Neben dem so genannten »guten« HDL-Cholesterin (HDL = high density protein), das eher als ein Schutzfaktor für die Entstehung von Blutgefäßveränderungen angesehen wird, gibt es die »schlechten« Cholesterine, wozu in erster Linie das LDL- (low density lipoprotein) und das VLDL-Cholesterin gehören. Wenn die LDL-Konzentration erhöht ist, werden diese Partikel in der Innenwand der Blutgefäße abgelagert und reagieren dort mit Sauerstoff – sie werden oxidiert. Danach werden sie von den Fresszellen des Immunsystems aufgenommen. Wenn sich an der Innenwand der Blutgefäße kleine Verletzungen oder Einrisse bilden (das geschieht regelmäßig durch Blutdruckschwankungen und mechanische Belastungen), lagern sich diese mit Fett gefüllten Zellen dort ab, was im weiteren Verlauf zur Arteriosklerose führen kann. Später kann es zu Vernarbungen von Zellen und im schlimmsten Falle zu einem akuten Gefäßverschluss kommen. Es ist also wichtig, bei der Blutuntersuchung zwischen den beiden Cholesterinformen zu unterscheiden: Je höher der HDL-Wert im Vergleich zum LDL-Wert ist, desto besser.

scheidend an der Entstehung der Jogging-Bewegung beteiligt war: James F. Fixx. Der Sportjournalist veröffentlichte 1977 sein Buch »Complete Book of Running« (Das komplette Buch vom Laufen) und löste dadurch eine wahre Jogging-Euphorie aus. Seine zur damaligen Zeit noch als sehr gewagt empfundenen Behauptungen über die positiven gesundheitlichen Effekte von Ausdauersport – vor allem des Joggens

– wurden jedoch von vielen konservativ denkenden Medizinern argwöhnisch betrachtet. Als dann die Jogger-Welt von der Nachricht erschüttert wurde, dass ausgerechnet ihr Idol beim Laufen an einem Herzinfarkt gestorben war (James F. Fixx wurde tot auf seiner Joggingstrecke aufgefunden), waren öffentliche Häme und Schadenfreude natürlich groß: Joggen sei also doch nicht mehr als nur eine vorübergehende Modeerscheinung – mutmaßten die Kritiker. Erst sehr viel später wurde bekannt, dass James F. Fixx an einer angeborenen schweren Fettstoffwechselerkrankung gelitten hatte. Sein Vater und seine Brüder waren bereits vor Erreichen des 30. Lebensjahres an Herzinfarkt gestorben. James F. Fixx starb im Alter von 52 Jahren – also hatte er durch regelmäßiges Joggen seine statistische Lebenserwartung erheblich verlängert!

Regelmäßiges Ausdauertraining trägt zur Regulierung der Blutfettwerte bei. Als Resultat eines Bewegungsprogramms steigt der Anteil des »guten« HDL-Cholesterins an.

Zum Stand der Forschung

Die medizinische Forschung hat inzwischen übereinstimmend nachgewiesen, dass regelmäßige körperliche Aktivität zu einer Normalisierung der Blutfettprofile beiträgt. Dadurch sinkt auch das Risiko für Herz-Kreislauf-Erkrankungen. Auch hierfür gibt es so genannte Metaanalysen, bei denen die wesentlichen Ergebnisse zahlreicher wissenschaftlicher Studien zusammen ausgewertet wurden. Bei diesen Studien erfolgte die Intervention in der Regel in Form eines Ausdauertrainings von mittlerer bis hoher Intensität. Die meisten Untersuchungen dauerten drei Monate und umfassten drei bis fünf wöchentliche Trainingseinheiten von je 30 Minuten. In einigen Trainingsstudien wurde versucht, die Diät nach Möglichkeit konstant zu halten, um eventuelle Einflüsse einer unterschiedlichen Fettzufuhr in der Trainings- und Kontrollgruppe auszuschließen. Als Resultat des Bewegungsprogramms stieg der Anteil des »guten« HDL-Cholesterins im Durchschnitt um etwa fünf Prozent an. Die im Blut zirkulierende Triglyzeridmenge verringerte sich um vier Prozent, das LDL-Cholesterin um fünf Prozent. Das Gesamtcholesterin war dabei nicht verändert.

Die verschiedenen Studien sind zwar in sich nicht eindeutig vergleichbar, weil Unterschiede in der Form des durchgeführten Trainings bestehen; trotzdem kann man generell feststellen, dass sich die pathologisch veränderte Blutfettzusammensetzung durch das Bewegungsprogramm in jedem Fall normalisiert hat.

Einige Studien belegen, dass eine höhere Trainingsintensität bei Fettstoffwechselstörungen die beste Wirkung zeigt. Man kann aber auch schon mit einfachem Spazierengehen positive Effekte erzielen.

Das geeignete Training

In der Regel wird bei Fettstoffwechselstörungen ein Ausdauertraining empfohlen. Der isolierte Effekt einer Bewegungstherapie ausschließlich für Fettstoffwechselstörungen ist aber nur sehr schwer zu beurteilen, da fast alle Patienten, bei denen eine Bewegungstherapie durchgeführt wurde, auch einen Bluthochdruck oder eine Insulinresistenz zeigten.

Die wenigen Untersuchungen, die der Frage nach den günstigsten Trainingsintensitäten nachgehen, zeigen, dass eine höhere Trainingsbelastung knapp unterhalb oder im Bereich der so genannten anaeroben Schwelle (siehe dazu Seite 53) tendenziell eine bessere Wirkung auf die Blutfettprofile hat als ein sehr niedrig dosiertes Training. Allerdings sind diese Effekte nicht so ausgeprägt wie zum Beispiel bei der Therapie der Insulinresistenz. Man kann also davon ausgehen, dass bereits auch einfaches Spazierengehen mit einer relativ geringen Belastungsintensität den Fettstoffwechsel positiv beeinflusst.

Eine Bewegungstherapie wirkt bei Fettstoffwechselstörungen zwar nicht so stark wie eine medikamentöse Behandlung mit fettsenkenden Substanzen. Auch wenn ihr Einfluss auf die Blutfettwerte verhältnismäßig gering erscheinen mag, ist sie aber klinisch durchaus relevant: Weil bereits geringfügige Erhöhungen der HDL-Cholesterin-Konzentration zu einer Senkung des kardiovaskulären Risikos führen, lässt sich durch eine ausdauerbetonte Bewegungstherapie über einen längeren Zeitraum das Risiko einer Herz-Kreislauf-Erkrankung bei Männern um zehn Prozent und bei Frauen bis zu 15 Prozent senken!

Obwohl eine Bewegungstherapie bei Fettstoffwechselstörungen nicht so effektiv wirkt wie eine medikamentöse Behandlung, kann ein regelmäßiges Ausdauertraining das Risiko für Herz-Kreislauf-Erkrankungen deutlich senken.

Vorsicht!

Wie bereits ausgeführt, ist es höchst unwahrscheinlich, dass Patienten ausschließlich an einer Fettstoffwechselstörung erkrankt sind; in den meisten Fällen leiden sie auch an anderen Krankheitsbildern des Metabolischen Syndroms (wie etwa Bluthochdruck) und möglicherweise an Blutgefäßveränderungen. Daraus könnten sich bei einer Bewegungstherapie mögliche Komplikationen ergeben. Deshalb ist es besonders wichtig, diese Risikofaktoren im Vorfeld durch eine gründliche Untersuchung abzuklären und die individuell günstigsten Belastungsbereiche zu ermitteln.

Übergewicht (Adipositas)

Von Übergewicht spricht man, wenn ein abnormal großer Anteil des Körpers aus Fett besteht – wird dabei ein bestimmter Wert überschritten, ist von Adipositas (krankhafter Fettsucht) die Rede. In den westlichen Industrienationen hat die Zahl der Übergewichtigen in den letzten Jahrzehnten dramatisch zugenommen, hier zu Lande gilt bereits fast jeder Zweite als übergewichtig. Übergewicht und die mit ihm verbundenen Begleiterkrankungen werden von vielen Medizinern sogar als »die zentrale Geißel der Gesellschaft« in diesem Jahrtausend betrachtet.

Als Energiespeicher mit höchster Dichte spielt Fett in der Natur ein große Rolle. Da sich unser Organismus im Laufe der Evolution zu einem extrem ökonomisch arbeitenden Gesamtsystem entwickelt hat, werden alle über den aktuellen Bedarf hinaus aufgenommenen Energieträger für spätere Zeiten gespeichert. Dafür werden Zuckermoleküle in Fette umgewandelt und an verschiedenen Stellen im Körper angelagert. Dieses Phänomen kennt man auch von Tieren, die Winterschlaf halten. Ähnlich wie bei ihnen war auch für die Menschen in früheren Jahrtausenden die Fähigkeit, Fett zu speichern und somit in Notzeiten über Energiereserven zu verfügen, eine zentrale Voraussetzung zum Überleben der Spezies. Heutzutage führen Bewegungsmangel und der Überfluss an Nahrungsmitteln jedoch dazu, dass wir immer dicker werden.

Entgegen vieler Vorurteile ist das Fettgewebe kein träges Organ, das einzig die Funktion hat, Energie zu speichern. Es ist vielmehr hochaktiv und das größte endokrine Organ des Menschen. Es produziert wichtige Bestandteile des Immunsystems wie Zytokine, Komplement- oder Wachstumsfaktoren, dazu verschiedene Hormone, Prostazykline und vielfältige Enzyme. Ein immunologisch bedeutsamer Stoff ist unter anderem der Tumor-Nekrose-Faktor (TNF), der eine wichtige Rolle bei der Entstehung von Entzündungsreaktionen spielt (siehe auch Seite 79).

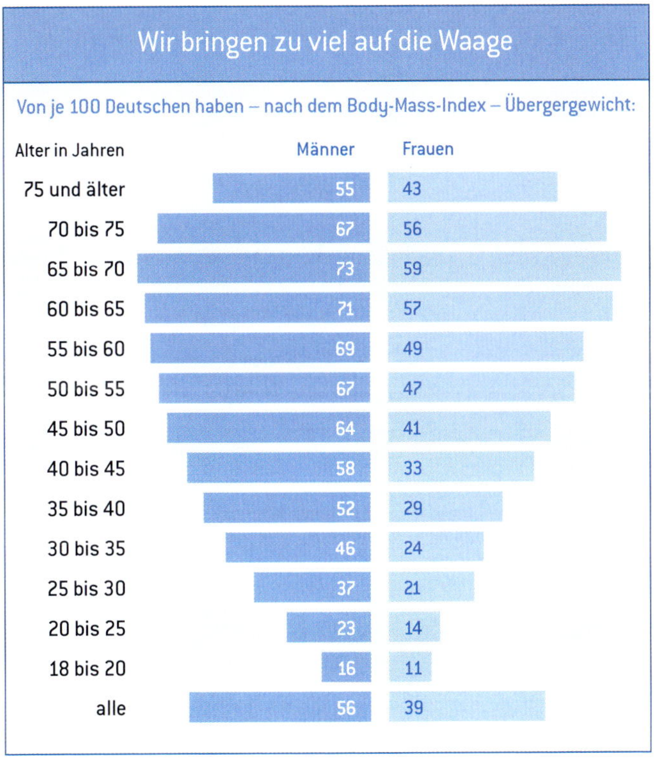

Für die Beurteilung einer Adipositas unter gesundheitlichen Aspekten kommt es weniger darauf an, wie viel Fett vorhanden ist, sondern darauf, wo dieses Fett verteilt ist. Dabei spielt eine genetische Komponente eine große Rolle: Zum einen wird Fett im so genannten Unterhautfettgewebe eingelagert. Diese Form findet sich häufig bei Frauen und wird als gynoide Fettverteilung bezeichnet. Die Figur nimmt eine Birnenform an. Bei Männern wird das Fett eher im Bauchraum (intraabdominal) gespeichert und führt so zum typischen »Bierbauch«: Die Haut ist dabei meist fest und straff und die übrigen Körperteile sind oftmals noch relativ schlank. Dadurch entsteht eine Figur, die der Form eines Apfels ähnelt. Dieses Fett wird als viszerales (viszeral = die inneren Organe oder Eingeweide betreffend) Fett bezeichnet, die Fettverteilung ist dann eine »androide«.

In letzter Zeit hat sich gezeigt, dass die intraabdominale Form der Fettverteilung häufiger mit einer ungünstigen Konstellation der Blutfettwerte einhergeht. Es kommt zu einer Absenkung des »guten« HDL-Cholesterins, während die Triglyzeride (Neutralfette) zunehmen. Damit stellt intraabdominales Fett einen weitaus größeren Risikofaktor für Herz-Kreislauf-Erkrankungen als beispielsweise Bluthochdruck oder Rauchen dar. Vermutlich wird es die Nikotinsucht als Hauptrisikofaktor für die koronare Herzkrankheit in den nächsten fünf Jahren sogar ablösen. Deshalb wird zur Bewertung von Übergewicht seit geraumer Zeit auch das Verhältnis von Bauch- zu Taillenumfang herangezogen (Waist to Hip Ratio, WHR).

Body-Mass-Index und Waist to Hip Ratio

Das übliche Maß zur Einschätzung von Übergewicht ist der so genannte Body-Mass-Index (BMI). Hierunter versteht man den Quotienten aus dem Körpergewicht, dividiert durch die Körpergröße (in Metern) zum Quadrat. Der Normalwert liegt in einer Größenordnung zwischen 19 und 25. Ab 30 beginnt ein Zustand, den man Obesitas nennt. Ab einem BMI von 35 spricht man von einer massiven Adipositas oder Adipositas per magna. Neben dem Body-Mass-Index gilt – wie schon erwähnt – das Verhältnis von Bauch- zu Taillenumfang (Waist to Hip Ratio) als Maß für das Fettverteilungsmuster und damit als ein weiterer Marker für das Risiko einer Herzerkrankung. Für die Bestimmung der Waist to Hip Ratio wird der Taillenumfang im Stehen an der schmalsten Stelle zwischen der untersten Rippe und dem Beckenkamm gemessen. Die Messung des Hüftumfangs sollte dagegen an der weitesten Stelle um das Gesäß erfolgen. Ein erhöhtes kardiovaskuläres Risiko besteht bei Frauen ab einer WHR von mehr als 0,85 und bei Männern ab einer WHR über 1. Eine intraabdominale Fettverteilung ist im Vergleich zu den eher im Unterhautfettgewebe eingelagerten Fettmengen mit einem deutlich erhöhten gesundheitlichen Risiko verbunden. Wer zu viel viszerales Fett mit sich herumschleppt, erhöht nach einer medizinischen Studie die Gefahr, an einem Diabetes Typ 2 zu erkranken.

Einteilung der Gewichtsklassen

$$\text{BMI} = \frac{\text{Körpergewicht in kg}}{(\text{Körpergröße in m})^2}$$

Untergewicht	BMI < 19
Normalgewicht	BMI 19 – 24,9
Präadipositas	BMI 25 – 29,9
Adipositas I (Obesitas)	BMI 30 – 34,9
Adipositas II	BMI 35 – 39,9
Adipositas III	BMI ≥ 40

Welchen gesundheitlichen Risikofaktor die Bauchfettmasse darstellt, konnte eindrucksvoll bei einer Gruppe von Patientinnen gezeigt werden, die sich im Durchschnitt neun Kilogramm Unterhautfettgewebe absaugen ließen. Trotz des bemerkenswerten Gewichtsverlusts blieben die Risikofaktoren Bluthochdruck, Glukose-, Insulin- und Blutfettkonzentration unverändert. Dass tatsächlich intraabdominales Fett das kardiovaskuläre Risiko ausmacht, ist bislang nur in Einzelfällen wie diesem nachgewiesen worden: Bei Patienten, denen im Rahmen einer Magenoperation Teile des Bauchfetts entnommen wurden, kam es in der Tat zu einer deutlichen Besserung der Glukosetoleranz und Insulinsensitivität.

Der Body-Mass-Index muss nichts über den Körperfettanteil aussagen: So können Sportler, die über viel Muskelmasse verfügen, durchaus einen erhöhten BMI aufweisen, ohne deshalb einen übermäßigen Anteil an Fettgewebe zu haben.

Bei der Anwendung des Body-Mass-Index muss man sich darüber im Klaren sein, dass dieser nicht immer mit dem Körperfettanteil korreliert. So können athletische Menschen mit einem hohen Muskelanteil durchaus einen erhöhten Body-Mass-Index haben, ohne dabei einen übermäßigen Anteil an Fett aufweisen zu müssen. Um das Ausmaß einer Adipositas richtig abschätzen zu können, sollte daher immer eine Bestimmung des Körperfettanteils erfolgen: Nur so ist eine genauere Abgrenzung zwischen tatsächlich vorhandenem Körperfett und anderen Organen wie der Muskulatur möglich.

Der Körperfettanteil kann auf verschiedene Art und Weise bestimmt werden: In erster Linie werden in der Praxis Verfahren durch Bestimmung des elektrischen Widerstandes des Körpers zwischen bestimmten Kontaktpunkten angewandt, die so genannte Bioimpedanzanalyse. Am weitesten verbreitet sind Waagen, auf denen die Patienten mit nackten Füßen stehen und bei denen über eine elektrische Widerstandsmessung eine Aussage über den Körperfettgehalt möglich sein soll. Diese Geräte sind jedoch nicht geeignet, »echte« Körperfettwerte zu ermitteln, weil die Fehlerquote relativ hoch ist (zum Beispiel veränderte Widerstände, veränderte Menge an im Körper befindlichen Wasser). Die einfachste Methode scheint dagegen auch heute noch die Bestimmung des Körperfetts über die Ermittlung der Hautfaltendicke zu sein. Diese Messung erfolgt im Idealfall mit einem Hautfaltenkaliber, einer Zange, die mit einem bestimmten Druck die Hautfaltendicke an verschiedenen definierten Messpunkten bestimmt. Der »golden standard« der Körperfettbestimmung ist die so genannte Immersion: Dabei werden die Probanden in ein mit Wasser gefülltes Becken eingetaucht. Nach dem Gesetz des Archimedes kann so über die Wasserverdrängung und bei genauer Kenntnis des Körpergewichts auf die Körperzusammensetzung und somit auf den Körperfettgehalt geschlossen werden.

Die einfachste Methode, den Körperfettanteil zu bestimmen, ist die Messung der Hautfaltendichte. Eine solche Messung ist jedoch erst dann aussagekräftig, wenn sie an möglichst vielen Körperstellen vorgenommen wird.

Archimedes war ein berühmter antiker Physiker, der von 280 bis 212 vor Christus in Syrakus lebte. Bekanntlich fand er beim Baden heraus, dass das Gold für die Herstellung einer Krone mit anderen minderwertigen Metallen verunreinigt war. Er rettete mit dieser Entdeckung nicht nur sein Leben, sondern lieferte der Nachwelt auch eine Geschichte, weil er nach dieser Erkenntnis nur mit einem Tuch verhüllt durch die Straßen von Syrakus lief und sein berühmtes »Heureka« ausrief: »Ich hab's gefunden.«

Nach dem archimedischen Prinzip kann also im Rahmen einer Immersion aus der Menge der Wasserverdrängung sowie dem Körpergewicht der Körperfettanteil genau berechnet werden. Was die Genauigkeit anbelangt, kann die Messung mit einem Hautfaltenkaliber am ehesten dieses Immersionsverfahren ersetzen. Voraussetzung ist allerdings eine genügend hohe Anzahl von Messpunkten. So gibt es Verfahren, an denen der Körperfettanteil nur in einem oder drei Punkten gemessen wird. Es ist klar, dass eine solche Methodik umso aussagefähiger ist, je höher die Anzahl der Messpunkte bei der Datenerhebung ist. Idealerweise sollte die Hautfaltendicke an zehn definierten Körperstellen ermittelt werden.

Neuerdings wird versucht, den Körperfettanteil aus den Bildern einer Magnetresonanztomografie des Körpers zu ermitteln. Hier können mithilfe von komplexen Verfahren die Flächen, die von Fett ausgefüllt werden, gezeigt und dann der Gesamtkörperfettanteil errechnet werden. Dieses Verfahren ist allerdings nicht nur umständlich und zeitaufwändig, sondern natürlich auch sehr teuer und sicherlich nur für wissenschaftliche Fragestellungen geeignet. Man sollte sich darüber im Klaren sein, dass mit keinem Verfahren ein echter absoluter Anteil des Körperfetts ermittelt werden kann und immer noch gewisse Schwankungen bleiben. Die Verfahren sind aber sehr gut geeignet, im individuellen Verlauf eine Aussage über eine Gewichtsveränderung vorzunehmen und dabei insbesondere den Anteil einer Fetteinschmelzung erkennen und unterscheiden zu können.

Zum Stand der Forschung

Untersuchungen, wie die schon an anderer Stelle erwähnten Studien von Professor Edmund Cauza aus Wien (siehe Seite 100) belegen, welch positive Effekte eine Bewegungstherapie bei überschüssigem Körperfett hat: Durch ein 45-minütiges Intervalltraining auf dem Fahrradergometer, das zweimal pro Woche durchgeführt wurde, schmolz bei den Probanden das Unterhautfett innerhalb von acht Wochen deutlich ein. Aber auch das die inneren Organe oder Eingeweide umgebende viszerale Fett nahm ab – und damit ein Risikofaktor für die Entwicklung einer Herz-Kreislauf-Erkrankung. Interessant dabei ist, dass sich das Training kaum auf das Körpergewicht auswirkte. Warum? Bewegung reduziert zwar das Fett, baut aber auch zusätzliche Muskulatur auf, sodass das Gesamtgewicht durchaus unverändert bleiben kann. Eine reine Betrachtung des Körpergewichts oder des BMI zeigt also möglicherweise gar nicht, ob es tatsächlich zu einer erheblichen Abnahme des Körperfettgehalts gekommen ist oder die Zunahme der Muskelmasse den angestrebten Gewichtsverlust kompensiert. Um zu kontrollieren, ob ein Bewegungsprogramm zur Therapie von Adipositas Wirkung zeigt, muss demnach regelmäßig der Körperfettanteil bestimmt werden. Das zeigt den Betroffenen, dass sich das Verhältnis von Fett- und Muskelmasse ändert und sie durch das Training zwar kein Gewicht, wohl aber Körperfett verloren haben.

Ein Beispiel aus der Praxis

Dass ein Training zur Reduktion von Übergewicht immer individuell ermittelt werden sollte, möchte ich an folgendem Beispiel aus meiner Praxis zeigen:

Claudia B. (57), eine erfolgreiche Geschäftsfrau, hatte wegen beruflicher und privater Probleme sowie zusätzlicher Wechseljahrsbeschwerden in relativ kurzer Zeit über 15 Kilogramm Gewicht zugenommen. Sie war in ein Fitness-Studio eingetreten, um ihre allgemeine Fitness und Leistungsfähigkeit zu verbessern, und hatte gehofft, hier Hinweise für ein optimales Training zu bekommen, um die lästigen Pfunde loszuwerden. Ihr war geraten worden, täglich lange Ausdauerbelastungen durchzuführen. Sie sollte dabei unbedingt darauf achten, ihre Pulsfrequenz nicht über einen Wert von 130 Schlägen pro Minute ansteigen zu lassen, weil sonst »der Fettstoffwechsel nicht mehr zur Energiebereitstellung herangezogen würde«. Diesen Empfehlungen entsprechend, begann Frau B. mit einem Ausdauertraining von geringer Intensität. Sie fand Freude am Spazierengehen und walkte täglich zweimal um die Ham-

burger Außenalster. Dabei wurde sie zwar fitter, auf der Waage machte sich dies jedoch nicht bemerkbar: Trotz der sehr zeitintensiven Fitnessaktivitäten blieb ihr Körpergewicht unverändert. Ratlos kam sie nach einiger Zeit in unser sportmedizinisches Institut. Wir ermittelten im Rahmen einer umfangreichen Untersuchung auch den Bereich ihrer anaeroben Schwelle und konnten ihr ihre individuell günstigsten Belastungsintensitäten vorgeben. Es zeigte sich, dass sie sich anstatt mit einer Herzfrequenz von 130 Schlägen pro Minute – wie es der Trainer im Fitness-Studio empfohlen hatte – mit einer Herzfrequenz von 155 Schlägen pro Minute belasten sollte: Dies war in ihrem Fall die Intensität für die günstigsten Anpassungen des Stoffwechsels. Nach gut sechs Wochen hatte Claudia B. acht Kilo abgenommen.

Die Behauptung, dass der Fettstoffwechsel nur bis zu einer Pulsfrequenz von 130 Schlägen pro Minute aktiv sei, ist ein weit verbreiteter Irrtum. Tatsächlich ist die ideale Belastungsintensität individuell sehr verschieden.

Dieses Beispiel belegt eindrucksvoll, was passieren kann, wenn man zu lange an weit verbreiteten Fitness-Irrtümern festhält. Es wird immer wieder behauptet, dass der Fettstoffwechsel nur bis zu einer Pulsfrequenz von 130 Schlägen pro Minute aktiv sei, danach arbeite er noch auf Sparflamme oder würde dann vollständig »abgeschaltet«. Solche Aussagen sind physiologisch unsinnig. Sie haben aber eine gewisse pädagogische Bedeutung, weshalb sie nicht ganz aus dem Repertoire von Trainern und Bewegungstherapeuten verschwinden sollten: In der Regel belasten sich Anfänger und Wiedereinsteiger so stark, dass sie nach kurzer Zeit schwer erschöpft sind und mit dem Training aufhören.

Tatsächlich finden sich die höchsten Energieflussraten aus dem Fettstoffwechsel bei relativ hohen Belastungsintensitäten: Bei etwa 90 Prozent der Intensität an der individuellen anaeroben Schwelle (siehe Seite 53) nutzt der Organismus die meisten Fette pro Zeit als Energieträger. Eine so hohe Belas-

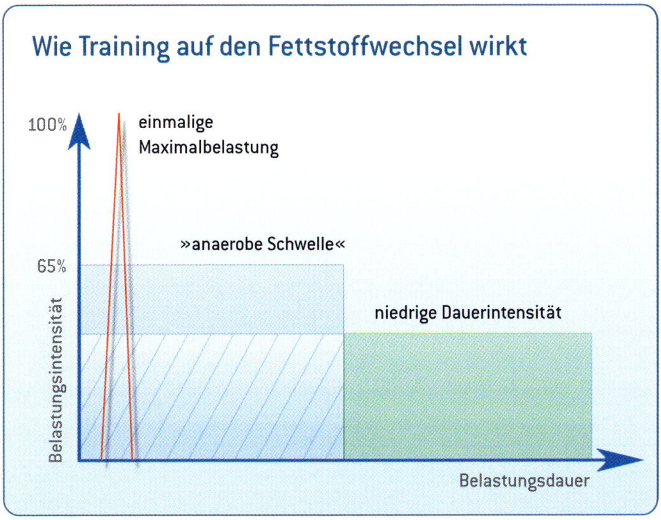

Bei einer einmaligen maximalen Belastung bis zur Erschöpfung ist die farbige Fläche unter der Kurve nur klein – der Effekt auf den Stoffwechsel also gering. Bei einer Belastung im Bereich der anaeroben Schwelle ist der Effekt schon deutlich größer, bei geringeren Intensitäten und längerer Belastungsdauer fällt er am höchsten aus.

tungsintensität halten allerdings gerade Anfänger selten länger als vielleicht 30 bis 40 Minuten durch. Deshalb kann es sinnvoll sein, ein Training lieber mit geringeren Belastungsintensitäten durchzuführen und dieses dann 90 oder mehr Minuten durchzuhalten. Letztlich errechnet sich die Gesamtumsatzrate aus dem Energieumsatz pro Minute, multipliziert mit der Zeit. Eine kurze hochintensive Belastung führt zwar zu einer schweren körperlichen Erschöpfung, die umgesetzte Energiemenge ist aber eher klein. Im Gegensatz dazu ist eine Belastung niedriger Intensität, die dafür aber mehrere Stunden aufrechterhalten werden kann, unter dem Aspekt des Energieumsatzes sehr viel effizienter. Da in der Regel allerdings nur die wenigsten, die gesundheits- und fitnessorientiert sind, die Möglichkeit haben, täglich mehrere Stunden ein Ausdauertraining durchführen, ist eine kürzere Belastung mit höherer Intensität durchaus auch geeignet, um bestimmte Trainingseffekte auf den Stoffwechsel zu erreichen.

Vorsicht!

Bevor man zu höheren Belastungsintensitäten übergeht, sollte ein sorgfältiger ärztlicher Check erfolgen, um die gesundheitlichen Voraussetzungen zu überprüfen. Hierzu gehört in erster Linie eine Belastungsuntersuchung mit Registrierung von EKG und Blutdruck. Das Belastungs-EKG ist ein zuverlässiges Mittel, um mögliche Sauerstoffmangelsituationen, die durch eingeengte Herzkranzgefäßsysteme entstehen, aufzudecken. Es zeigt gleichzeitig auch unter Belastung auftretende Herzrhythmusstörungen und sollte daher im Rahmen einer sportmedizinischen Eignungsuntersuchung unter keinen Umständen versäumt werden.

Daneben stellt die Registrierung des Blutdrucks gerade unter Belastungsbedingungen ein ganz wesentliches Element zur Früherkennung einer eventuell überschießenden Blutdruckregulation dar. In der Zwischenzeit ist gut bekannt, dass die ersten Auffälligkeiten in Bezug auf die Blutdruckregulation bei körperlicher Belastung entstehen. Menschen können lange Zeit ein unauffälliges Verhalten ihres Ruheblutdrucks zeigen. Eine überschießende Belastungsreaktion ist in der Regel ein ganz wesentliches Hinweiszeichen für die Entstehung eines Bluthochdrucks – mit allen daraus folgenden gesundheitlichen Schädigungen.

Bluthochdruck (Hypertonie)

Obwohl er zu den häufigsten chronischen Krankheiten zählt, wird Bluthochdruck oftmals unterschätzt. Er ist ein großer Risikofaktor bei der Entstehung von Schlaganfall, Herzinsuffizienz und akutem Herzinfarkt. Das Tückische am Bluthochdruck ist, dass er sich langsam entwickelt und man ihn oft erst bemerkt, wenn bereits irreparable Schäden am Blutgefäßsystem entstanden sind. Man geht davon aus, dass bei Männern etwa ein Drittel der chronischen Hypertonie-Fälle gar nicht bekannt ist – bei Frauen liegt diese Dunkelziffer bei etwa 20 Prozent.

Wie der Blutdruck entsteht

Bei jedem Herzschlag pumpt das Herz eine bestimmte Menge Blut in das Blutgefäßsystem. Damit alle Organbereiche durchströmt werden können, muss ein bestimmter Druck vorhanden sein, um das Blut zu transportieren – das ist im Körper nicht anders als in einem technischen Rohrsystem. Dieser Druck wird im Herzen erzeugt: Wenn sich der Herzmuskel zusammenzieht, verkleinert sich dadurch der Innenraum, und der Druck in den Herzkammern steigt an. Normalerweise entsteht in der linken Herzkammer ein Druck, der etwa 120 Millimeter Quecksilbersäule (120 mm Hg) entspricht. Da dieser Druck während der Aktionsphase des Herzmuskels, der Systole, entsteht, wird er systolischer Blutdruck genannt. Wenn der Herzmuskel nach der Austreibungsphase (Systole) wieder erschlafft, fällt der Druck ab und kann als diastolischer Blutdruck gemessen werden.

Der Blutdruck hängt aber nicht nur von der Pumpleistung des Herzens ab, sondern auch vom Querschnitt der kleinen Blutgefäße, die das Blut aus dem arteriellen System abfließen lassen. Sind diese Gefäße verengt, erhöht sich der so genannte periphere Widerstand, und der Blutdruck steigt. Der Querschnitt der Blutgefäße lässt sich durch Muskeln variieren, die ringförmig in der Gefäßwand liegen und über das sympathische Nervensystem gesteuert werden. Ziehen sich diese Muskeln zusammen, wird der Gefäßquerschnitt enger, und der Blutdruck im System steigt an. Erschlaffen sie, führt dies zum Blutdruckabfall. Körpereigene Messfühler geben fortwährend Informationen über die aktuelle Höhe des Blutdrucks an das Gehirn weiter, von wo aus eventuell notwendige Korrekturen über das Nervensystem vorgenommen werden können.

Bereits seit 1991 empfiehlt die Welt-Hochdruckliga (WHPL) Ausdauertraining als einen wichtigen Eckpfeiler der Bluthochdruck-Therapie.

In vielen repräsentativen Untersuchungen konnte gezeigt werden, dass es eine enge Beziehung zwischen der Höhe des Blutdrucks und der Sterberate bei Herz-Kreislauf-Erkrankungen gibt. Mit dem »Optimalwert«, einem systolischen Blutdruck von 120 mm Hg, ist das Risiko, an einer Herz-Kreislauf-Erkrankung zu sterben nur halb so hoch wie mit einem systolischen Blutdruck von 140 mm Hg. Eine medikamentöse Behandlung empfiehlt sich bei systolischen Blutdruckwerten über 140 mm Hg und diastolischen über 90 mm Hg.

Ein erhöhter Blutdruck kann vielfältige Ursachen haben. Er ist im Allgemeinen nicht angeboren – eine Neigung zum Bluthochdruck entwickelt sich meist zwischen dem 40. und 50. Lebensjahr. Bei seiner Entstehung spielen Faktoren wie erbliche Anlagen, Übergewicht, Stress, Ernährung (Kochsalz) und Bewegungsmangel eine entscheidende Rolle. In etwa fünf Prozent der Fälle kann man Veränderungen der Niere als

Ursache ausmachen. Um ihrer Funktion als Entgiftungsorgan gerecht zu werden, benötigt die Niere einen bestimmten Mindestdruck, mit dem sie durchblutet wird. Fällt dieser Druck ab, kann sie zur Regulierung vermehrt den Stoff Renin absondern, aus dem in verschiedenen Schritten schließlich

Die Klassifikation von Blutdruckbereichen

Klassifikation	Systolische Werte in mm Hg	Diastolische Werte in mm Hg
Optimal	unter 120	unter 80
Normal	unter 130	unter 85
Übergangsstadium	130–139	85–89
Bluthochdruck	ab 140	ab 90

das Hormon Angiotensin entsteht. Dieses Hormon bewirkt eine Verengung der Blutgefäße und führt somit auch zu einem Anstieg des Blutdrucks (der dann als renaler Bluthochdruck bezeichnet wird). Eine Vorläufersubstanz des Angiotensins, das Angiotensinogen, wird auch im viszeralen Fettgewebe des Bauchraums produziert. Das ist vermutlich der Grund, warum Übergewichtige mit der typischen »androiden« Fettverteilung (»Apfelform«) in der Regel auch an einem Bluthochdruck leiden.

Zum Stand der Forschung

Dass sich Bewegung positiv auf den Blutdruck auswirkt, ist gut dokumentiert und in vielfältigen Studien nachgewiesen worden. Die meisten Patienten mit Bluthochdruck profitieren von einem regelmäßigen Training – unabhängig davon, ob sie bereits eine medikamentöse Therapie erhalten. So fanden George A. und Kristi Sharpe Kelley von der Northern Illinois University in De Kalb in einer Analyse von 16 Studien heraus, dass schon ein einfaches Gehtraining den systolischen und diastolischen Druck um 3 beziehungsweise 2 mm Hg verringert. Das sind durchaus klinisch relevante Blutdrucksenkungen – eine übliche Behandlung mit einem blutdrucksenkenden Mittel reduziert den diastolischen Blutdruck in der Regel in der gleichen Größenordnung!

Da die durch körperliche Aktivität erreichte Blutdrucksenkung nur 4 bis 24 Stunden anhält, sollte ein Training möglichst täglich durchgeführt werden.

Generell kann man bei den Effekten einer Bewegungstherapie auch hier zwischen solchen unterscheiden, die unmittelbar nach einer einmaligen Belastung entstehen und mittelfristig nachwirken, und solchen, die als Ergebnis häufiger Trainingsbelastungen über einen längeren Zeitraum andauern: Unmittelbar nach einmaliger körperlicher Belastung nimmt der Blutdruck in der Regel ab. Dieser Effekt kann vier bis zehn Stunden, im Einzelfall sogar bis zu 24 Stunden andauern. Die Abnahme des Blutdrucks liegt im Durchschnitt bei etwa 15 mm systolisch und 4 mm diastolisch – das bedeutet, dass Bluthochdruckpatienten in der ersten Phase einer allmählichen Erkrankung dank körperlicher Aktivität über einen großen Teil des Tages fast Normalwerte erreichen können.

Bei der Analyse der langfristigen Trainingseffekte werden in wissenschaftlichen Studien unterschiedliche Angaben über die Größe des zu erwartenden Blutdruckrückgangs gemacht. Alle Untersuchungen zeigen aber, dass Testpersonen, die bereits an einem erhöhten Blutdruck leiden, ihren Ruheblutdruck durch regelmäßiges Training dauerhaft reduzieren. Dabei machen sich erste Erfolge relativ schnell bemerkbar: Ein Ausdauertraining führte bereits nach nur zwei Wochen zu einer Abnahme des systolischen Blutdrucks um etwa 3,9 mm Hg und des diastolischen um etwa 2,6 mm Hg.

Länger andauernde regelmäßige Bewegungsprogramme konnten den systolischen Blutdruck im Durchschnitt um ungefähr 7 mm Hg, den diastolischen um etwa 5 mm Hg senken. Bei Probanden mit normalen Blutdruckwerten fiel die Abnahme deutlich geringer aus – sie lag bei etwa 1,9 mm Hg systolisch und 1,5 mm Hg diastolisch.

Die Ergebnisse zeigen, dass der blutdrucksenkende Effekt einer Bewegungstherapie bei den Patienten am effektivsten ist, die ihn am meisten benötigen. Selbst eine Senkung des systolischen Blutdrucks von im Schnitt nur 2 mm Hg reicht aus, das Schlaganfallrisiko um zehn Prozent zu senken. Das Risiko, aufgrund einer koronaren Herzkrankheit zu sterben, nimmt um sieben Prozent ab. Das bedeutet als Langzeiteffekt, dass durch regelmäßiges Training das Risiko, an einem Schlaganfall zu sterben, um 30 Prozent reduziert wird. In einer ähnlichen Größenordnung wird das Risiko, an einer koronaren Herzkrankheit zu sterben, minimiert.

Ein Beispiel aus der Praxis

Marcus B. (36) arbeitet in leitender Funktion in einem großen Verlagshaus. Bis zum Ende seines Studiums hat er Leistungshockey betrieben und lange Jahre in der ersten Bundesliga gespielt. Zwischenzeitlich gehörte er sogar zum Kreis der Nationalmannschaft. In dieser Zeit war er regelmäßig in unserem Institut sportmedizinisch untersucht worden. Von seinem Arbeitgeber erhielt er die Möglichkeit, bei uns einen Gesundheits-Check für Führungskräfte durchführen zu lassen. Bei der körperlichen Untersuchung fiel allenfalls eine leichte Gewichtszunahme von etwa drei Kilogramm auf, ansonsten stellte sich Marcus B. dar wie in seinen besten Tagen. Das böse Erwachen kam aber bei der

In der Regel wird bei Bluthochdruck ein Ausdauertraining von mittlerer Intensität empfohlen. Neuerdings hat sich aber gezeigt, dass auch ein moderates Krafttraining positive Effekte haben kann.

ergometrischen Untersuchung auf dem Fahrrad: Hier fanden wir einen exorbitanten Blutdruckanstieg auf 280 mm Hg bei einer mittelintensiven Belastung von 250 Watt und einer Herzfrequenz von nur 142 Schlägen pro Minute. Ein sofort angefertigtes Langzeit-Blutdruckprofil über 24 Stunden zeigte bei noch normalen Ruhewerten immer wieder extreme Blutdruckanstiege bei körperlicher Belastung sowie psychischen Beanspruchungen. In der Nacht nahmen die Werte nur unwesentlich ab. Marcus B. lehnte die Einnahme eines blutdrucksenkenden Medikaments ab und begann sofort mit einem regelmäßigen Ausdauertraining. Schon nach kurzer Zeit konnte man im 24-Stunden-Profil eine deutliche Absenkung des Blutdrucks erkennen. In einer zehn Wochen später durchgeführten ergometrischen Untersuchung war nicht nur der Blutdruck deutlich abgesenkt, sondern auch der Puls war bei gleicher Belastung um fast zehn Schläge niedriger – ein eindeutiger Hinweis auf die verbesserte Leistungsfähigkeit des Herz-Kreislauf-Systems.

Das geeignete Training

Aus medizinischer Sicht herrscht Übereinstimmung, dass auch bei der Bewegungstherapie bei Bluthochdruck in erster Linie aerobe Ausdauerbelastungen von mittlerer Intensität gewählt werden sollten. Patienten mit einer milden Erhöhung des Blutdrucks müssen nicht notgedrungen sofort Medikamente einnehmen, sondern können ihre Behandlung zunächst damit beginnen, dass sie ihren Lebensstil umstellen. Dabei sollten die klassischen Empfehlungen berücksichtigt werden: salzarme Diät, Verzicht auf Zigaretten sowie regelmäßige körperliche Aktivität. Wenn sich nach drei bis sechs Monaten keine Besserung zeigt, sollte mit einer pharmakologischen Behandlung des Bluthochdrucks begonnen werden.

Bei einem Ausdauertraining sollte die Belastungsintensität nicht zu niedrig gewählt werden. Allerdings darf sie auch nicht zu hoch ausfallen, da es sonst zu einer starken Blutdruckerhöhung kommen kann. Auch wenn im Allgemeinen ein Ausdauertraining favorisiert werden sollte, gibt es durchaus Hinweise, dass auch ein moderates Krafttraining positive Effekte bei Patienten mit einer mittelgradigen Bluthochdruckerkrankung haben kann.

Lange Zeit war Krafttraining für Bluthochdruckpatienten ein Tabu. Dies lag daran, dass in der wissenschaftlichen Literatur unter Krafttraining überwiegend Maximalkrafttraining verstanden wurde – entsprechend erfolgten die Untersuchungen vor allem unter maximalen Belastungen. Dabei kam es zu teilweise extremen Blutdruckanstiegen. So wurden in einer Studie mit einer maximalen Muskelanspannung (Bankdrücken beziehungsweise Beinpresse mit maximalem Krafteinsatz) arterielle Blutdruckwerte von über 500 mm Hg gemessen. In Verbindung mit einer gleichzeitig erhöhten Herzfrequenz bedeutet dieser Wert eine derartig hohe Belastung für den Herzmuskel, dass bei vorgeschädigtem Herzen mit dramatischen Komplikationen gerechnet werden muss.

Krafttraining – ideal bei niedrigem Blutdruck

Während Ausdauertraining bei Bluthochdruck ideal ist, sollten Patienten, die eher unter zu niedrigem Blutdruck leiden, diese Belastungen meiden. Sie würden nur zu einer weiteren Abnahme des Blutdrucks führen und unangenehme Symptome wie Schwindel, Abgeschlagenheit und Müdigkeit noch verstärken. In solchen Fällen ist ein moderates Krafttraining ideal, weil es zu einer Blutdruckerhöhung führen kann.

Ein zweites Vorurteil gegen ein Krafttraining für Patienten mit Bluthochdruck war die Beobachtung, dass die Zusammensetzung des Blutfettprofils ganz erheblich von der gewählten Belastungsintensität abhängig zu sein schien: In mehreren Studien aus den frühen Achtzigerjahren zeigte sich, dass Krafttrainierte ein deutlich schlechteres Blutfettprofil hatten als Normal- und Ausdauertrainierte. Während bei Ausdauersportlern wie Läufern, Radfahrern und Skilangläufern die besten Veränderungen (Erhöhung des »guten« HDL-Cholesterins bei gleichzeitiger Senkung des »bösen« LDL-Cholesterins) gemessen wurden, kam es bei krafttrainierten Sportlern dagegen zu einer deutlichen Abnahme des »guten« HDL-Cholesterins sowie einer gleichzeitigen Erhöhung des »bösen« LDL-Cholesterins, das die Entstehung von Herzkranzgefäßerkrankungen begünstigt.

Bei genauerer Betrachtung dieser Untersuchungen zeigte sich aber, dass der Grund für diese negative Beeinflussung des Fettstoffwechsels nicht das Krafttraining an sich war. Vielmehr nahmen die in diesen Studien untersuchten Kraftsportler nahezu alle mehr oder weniger anabole Steroide zur Verbesserung der Muskelkraft ein. Diese Substanzen haben aber bekanntermaßen ganz massive Auswirkungen auf das Cholesterinprofil, indem sie zu einer dramatischen Absenkung des HDL-Cholesterins führen und somit das Risiko einer Veränderung der Herzkranzarterien ganz erheblich steigern. Tatsächlich ist für den Herztod junger Sportler oft eine längerfristige Einnahme anaboler Steroide verantwortlich.

Als Antwort auf die Frage, warum eine Bewegungstherapie blutdrucksenkende Effekte hat, können mehrere Faktoren angegeben werden. In erster Linie wird angenommen, dass die Absenkung durch eine verminderte Sympathikusaktivierung zu erklären ist. Wenn dieser Teil des vegetativen Nervensystems weniger angeregt wird, hat dies eine geringere Engstellung der Gefäße und damit eine Abnahme des peripheren Widerstands zur Folge. Neben einer verringerten

Sympathikusaktivierung in Ruhe kommt es auch bei Belastung zu einem geringeren Anstieg der Stresshormone: Durch den verbesserten aeroben Stoffwechsel der peripheren Muskulatur setzt die Milchsäurebildung bei Muskelarbeit erst später ein, was ebenfalls zu einer verzögerten Aktivierung dieses Anteils des vegetativen Nervensystems führt.

Durch Bewegungstraining kann aber auch eine gestörte so genannte Endothel-Funktion verbessert werden – darunter versteht man eine gestörte Regulation der Blutgefäßweit- und -engstellung. Üblicherweise kommt es durch den vermehrten Blutfluss bei Belastung zu größeren Scherkräften im Bereich der Blutgefäßwände. Diese Reizung regt die Bildung von Endothel in der Gefäßinnenhaut an – einem Stickoxyd, das die Gefäßmuskulatur erschlaffen lässt und dadurch den Querschnitt der Blutgefäße vergrößert. Je mehr Endothel durch Bewegung gebildet wird, desto entspannter ist die Gefäßmuskulatur und desto niedriger der Blutdruck.

Eine Bewegungstherapie kann deshalb einen erhöhten Blutdruck regulieren, weil es bei körperlicher Aktivität zu einer geringeren Engstellung der Blutgefäße kommt. Dafür ist zum einen das vegetative Nervensystem (Sympathikus) verantwortlich, zum anderen das Stickoxyd Endothel, das den Querschnitt der Blutgefäße reguliert.

Vorsicht!

Wer einen Ruheblutdruck über 180 mm Hg systolisch bzw. 105 mm Hg diastolisch hat, sollte seinen Blutdruck vor Beginn einer Bewegungstherapie zunächst durch Medikamente einstellen lassen. Obwohl es keine Hinweise auf ein erhöhtes Schlaganfallrisiko oder plötzlichen Herztod bei sportlich aktiven Personen mit Bluthochdruck gibt, sollten die Betroffenen sich auch bei intensiven dynamischen Belastungen wie Sprint oder Rudern sowie beim Krafttraining mit sehr hohen Gewichten zurückhalten. Wegen des starken Blutdruckanstiegs sollten aber auch hochdruckkranke Patienten mit einer koronaren Herzerkrankung zu starke Belastungen meiden.

Koronare Herzkrankheit

Eines der wichtigsten Anwendungsgebiete der Bewegungstherapie ist die koronare Herzkrankheit, an der in Deutschland jährlich etwa 170 000 Menschen sterben, 100 000 davon an Herzinfarkt. Während bis vor wenigen Jahren Männer ein wesentlich höheres Risiko für diese Erkrankung der Herzkranzgefäße hatten, sind Frauen mittlerweile gleichermaßen davon betroffen.

Ursache für diese Krankheit ist eine Arteriosklerose der Koronararterien (der schleichende Prozess, der zu einer Schädigung der großen Herzkranzgefäße und damit zu einer Arteriosklerose führt, ist an früherer Stelle auf den Seiten 32ff. ausführlicher beschrieben): Dadurch wird der Herzmuskel nur noch mangelhaft durchblutet und nicht mehr ausreichend mit Sauerstoff versorgt. Wenn der Sauerstoffmangel im Herzmuskel länger als 20 Minuten andauert, sterben Zellen ab. Dieser Zustand wird dann als »Infarkt« bezeichnet.

Viele epidemiologische Studien haben die Risikofaktoren aufgezeigt, die an dieser Blutgefäßveränderung maßgeblich beteiligt sind. Stellvertretend sei die berühmte Framingham-Studie genannt, in der die Bewohner der gleichnamigen Vorstadt Bostons von Geburt an fast 50 Jahre lang medizinisch untersucht und beobachtet wurden. Das Ergebnis: ein erhöhter Cholesterinspiegel, Bluthochdruck, Nikotinmissbrauch sowie Diabetes Typ 2 stellen das Hauptrisiko für die Entwicklung einer koronaren Herzkrankheit dar. Neuere wissenschaftliche Erkenntnisse unterstützen die bereits 1853 von Rudolf Virchow aufgestellte Hypothese, dass die Arteriosklerose das Ergebnis einer chronischen Entzündung der Gefäßinnenhaut sein könnte. 120 Jahre nach Virchow wurde diese Entzündungstheorie von dem Amerikaner Russel Ross wieder aufgegriffen. Er geht davon aus, dass es durch die Einwirkung verschiedener Faktoren (oxidiertes Cholesterin, Tabakbestandteile, Bluthochdruck, Stress durch freie Radikale und Diabetes Typ 2) zu einer Verletzung der Gefäßinnenhaut kommt, die eine Entzündungsreaktion ausgelöst: Zunächst lagern sich Cholesterinpartikel in die verletzten Bereiche ein, die dann von Makrophagen, so genannten Fresszellen, aufgenommen werden. Diese produzieren den Tumor-Nekrose-Faktor (TNF), Cytokine und weitere Substanzen, die verschiedene Entzündungsprozesse in Gang setzen. Als letzter Schritt entsteht in dem verletzten Bereich eine feste Oberfläche, die die Ablagerung der Gefäßwand vom fließenden Blut abgrenzen soll. Bricht diese auf, entsteht an dieser Stelle ein Blutgerinnsel, das einen akuten Herzinfarkt auslösen kann. Tatsächlich gibt es heute immer mehr Hinweise, dass eine übermäßige Entzündungsreaktion die lebensbedrohlichen Ablagerungen verursacht.

Zum Stand der Forschung

Die Forschungsergebnisse zur Bewegungstherapie bei koronaren Herzerkrankungen sind beeindruckend. Körperliches Training wirkt eindeutig positiv auf die Betroffenen: Es steigert nicht nur ihre Lebenserwartung, sondern hat offensichtlich einen direkten Einfluss auf die Entstehung der Erkrankung. Gerade vor dem Hintergrund der Entzündungstheorie erhält die Bewegungstherapie eine besondere Bedeutung. Timothy S. Church vom Cooper Institute of Aerobic Research in Dallas Texas fand bei 722 Männern eine enge Beziehung zwischen dem Fitness-Level (ausgedrückt durch die Sauerstoffaufnahmefähigkeit) und dem C-reaktiven Protein, der Substanz, die als Marker für eine Entzündungsreaktion herangezogen wird und zunehmend als ein neuer Risikofaktor für die Entstehung einer koronaren Herzkrankheit betrachtet wird. Aber auch schon nach einmaliger Belastung produziert der Körper Substanzen, die als entzündungshemmend gelten – das konnte in den vergangenen Jahren in verschiedenen Studien von Bente Klarlund Pedersen aus Kopenhagen nachgewiesen werden.

Seit den Sechzigerjahren gehört die Bewegungstherapie zur Standardbehandlung nach einem Herzinfarkt. Zuvor hatten viele die Ansicht vertreten, dass sich die Patienten nach einem Infarkt schonen müssten. Heute ist es unumstritten, dass körperliche Aktivität den Genesungsprozess beschleunigt.

Bei Herzinfarktpatienten wird Bewegungstherapie bereits seit den Sechzigerjahren durchgeführt. Anfangs war dieses Therapiekonzept umstritten, denn es stand der allgemeinen Auffassung entgegen, dass sich Infarktpatienten körperlich schonen müssten. Nachdem man aber beobachtet hatte, dass Inaktivität die Körperfunktionen beeinträchtigt, begannen verschiedene Arbeitsgruppen schon möglichst bald nach einem Herzinfarkt mit einem Trainingsprogramm. Die Ergebnisse waren ermutigend: Bei den Patienten, die frühzeitig wieder körperlich aktiv wurden, stieg nicht etwa die Sterberate, sondern beschleunigte sich – im Gegenteil – der Genesungsprozess. Mittlerweile ist diese Behandlungsform allgemein akzeptiert und gilt als Standardtherapie. Das zeigen auch die über 6000 Koronarsportgruppen in Deutschland, in denen Patienten nach einem Herzinfarkt eine langfristige Bewegungstherapie angeboten wird.

In einer 2001 durchgeführten Analyse von über 30 Studien mit insgesamt 8440 Patienten zeigte sich, dass überwiegend auf körperlichem Training basierende Rehabilitationsmaßnahmen die Sterblichkeit an kardialen Ursachen um etwa 26 Prozent senken. Ein positiver Nebeneffekt: Auch Risikofaktoren, die für die Entstehung einer koronaren Herzkrankheit verantwortlich gemacht werden (Störungen im Fett- und Kohlenhydratstoffwechsel sowie der systolische Blutdruck) konnten deutlich gemildert werden.

Professor Rainer Hambrecht vom Herzzentrum Leipzig verglich 2003 in einer Studie den Effekt eines Bewegungstrainings bei Patienten mit koronarer Herzkrankheit mit der Wirkung einer herkömmlichen operativen Therapie (Ballondilatation und Implantation eines Stents). Das Resultat: In der Gruppe von 51 Patienten, die über einen Zeitraum von einem Jahr unter Kontrolle trainierte (nach einer zweiwöchigen Einweisung täglich 30- bis 40-minütiges Ausdauertraining auf dem Fahrradergometer), kam es zu weniger Komplikationen als in der invasiv behandelten. Bereits nach einem halben Jahr ergab eine Untersuchung, dass bei den Trainierten der Ruhepuls gesunken war. Nach einem Jahr hatten sie deutlich seltener einen Herzinfarkt oder Schlaganfall erlitten oder sich einer Herzoperation unterziehen müssen als die Kontrollgruppe.

In einer am Herzzentrum Leipzig durchgeführten Studie konnte gezeigt werden, dass Patienten mit einer koronaren Herzkrankheit nach einem Bewegungstraining seltener einen Herzinfarkt oder Schlaganfall erlitten als eine Vergleichsgruppe, die eine herkömmliche operative Therapie erhalten hatte.

Um diesen aus Sicht der Bewegungstherapie sehr positiven Befund richtig einzuschätzen, muss allerdings berücksichtigt werden, dass die meisten Patienten nach einer erfolgreichen Dilatation die Klinik in dem Glauben verlassen, alles sei nun wieder in Ordnung, und in ihren gewohnten Alltagstrott verfallen. Wird die koronare Herzkrankheit dagegen mit einem Bewegungstraining therapiert, hat dies den Vorteil, dass die Patienten immer wieder mit ihrer Krankheit konfrontiert werden. Das erleichtert ihnen den Schritt, ihren Lebensstil grundlegend zu ändern.

Auch wenn die Datenlage hierzu nicht ganz einheitlich ist, scheint es durch eine Bewegungstherapie auch zu einer Rückbildung bereits vorhandener Einengungen zu kommen. Der Kardiologe Dean Ornish aus San Francisco berichtet immer wieder von deutlichen Abnahmen der Stenosen; allerdings führt er eine intensive Bewegungstherapie durch, die sehr eng überwacht wird und mit einer gleichzeitigen Ernährungsumstellung verbunden ist. Dabei hat er festgestellt, dass die Rückbildungen der Gefäßveränderungen umso ausgeprägter sind, je intensiver die Patienten an dem Trainingsprogramm teilnehmen.

Das geeignete Training

In der Frühphase nach einem Infarkt sollte ein Training unter EKG-Kontrolle stattfinden, damit mögliche Rhythmusstörungen sofort erkannt werden können. Im weiteren Heilungsprozess kann darauf verzichtet werden. Das Training sollte mit einer individuell angepassten Intensität durchgeführt werden, was leider viel zu selten geschieht. In vielen Rehabilitationseinrichtungen und sogar Reha-Kliniken werden Patienten nach einem Einheitsschema belastet, was häufig eine Unterforderung zur Folge hat. Hier zeigt sich oftmals die diffuse Angst vieler Therapeuten, eine der individuellen Situation adäquate Belastungsintensität zu verordnen. Stattdessen werden viele Patienten mit fast »homöopathischen« Dosierungen belastet und die Möglichkeiten der Bewegungstherapie dadurch entscheidend beeinträchtigt.

Ein Beispiel aus der Praxis

Ein in diesem Zusammenhang typischer Fall ist Artur P., ein freier Journalist, der im Alter von 54 Jahren einen Vorderwandinfarkt erlitt. Bei ihm lagen die charakteristischen Risikofaktoren für eine Herzerkrankung vor: deutliches Über-

gewicht, Stress, Nikotinmissbrauch und erheblicher Bewegungsmangel. Nach einem zehntägigen Aufenthalt im Akutkrankenhaus kam er in die stationäre Rehabilitation, in der er langsam an seine Alltagsbelastungen herangeführt werden sollte. Er erholte sich während dieser Zeit ganz hervorragend, änderte seine bislang ungesunde Lebensweise und nahm relativ schnell beinahe acht Kilogramm an Körpergewicht ab. Seiner Auffassung nach verlief seine weitere Rehabilitation dann jedoch unbefriedigend, weil ihm niemand intensivere Belastungen erlauben wollte. Obwohl er keinerlei Beschwerden hatte, war ihm noch drei Monate nach dem Infarkt dringend von einer Belastung abgeraten worden, bei der seine Herzfrequenz über 120 Schläge pro Minute angestiegen wäre. Schließlich stellte er sich bei uns im sportmedizinischen Institut vor. Das Ergebnis der Belastungsuntersuchung war vollkommen unauffällig: Herr P. war gut belastbar und tolerierte ohne Probleme auch höhere Trainingsherzfrequenzen. Mittlerweile hat er einen hervorragenden Grad an körperlicher Fitness erreicht, fährt regelmäßig Fahrrad und ist dabei absolut beschwerdefrei.

Wie intensiv und mit welcher Belastung bei einer koronaren Herzkrankheit trainiert werden soll, hängt entscheidend davon ab, wie lange sie bereits besteht und wie weit sie fortgeschritten ist. Grundsätzlich können die Patienten entsprechend ihrer Belastbarkeit und nach ärztlicher Rücksprache an nahezu allen sportlichen Aktivitäten teilnehmen. Manche Patienten mit koronarer Herzkrankheit stellen nach einem Herzinfarkt ihren Lebensstil vollkommen um und erreichen eine körperliche Fitness, die sie nie zuvor hatten. In einzelnen Fällen laufen sie sogar ohne Beschwerden Marathon.

Vorsicht!

Unmittelbar nach einem akuten Herzinfarkt oder aber bei ernsthaften Herzrhythmusstörungen sollte auf eine Bewegungstherapie verzichtet werden. Letztere müssen unbedingt abgeklärt werden, bevor man mit dem Training beginnt. Gerade in der ersten Stunde nach der körperlichen Belastung haben Koronarpatienten ein erhöhtes Risiko, einen plötzlichen Herztod zu erleiden: Nach einem vorübergehenden Sauerstoffmangel des Herzmuskels können Rhythmusstörungen entstehen, die oftmals tödlich enden. Deshalb sollten die Betroffenen in dieser Zeit nach Möglichkeit noch unter Kontrolle bleiben. Das Risiko für einen so genannten »post-exercise-infarkt« ist jedoch ganz entscheidend davon abhänig, wie oft die Patienten körperlich aktiv sind: Murray A. Mittleman von der Harvard-Universität in Boston konnte bereits 1993 zeigen, dass ein Koronarpatient, der sich überhaupt nicht bewegt, im Vergleich zu einem, der sich täglich moderat anstrengt, ein 50-fach erhöhtes Risiko für eine Komplikation in der ersten Stunde nach einer Belastung hat.

Die übrigen Kontraindikationen ergeben sich aus den Begleitkrankheiten (Bluthochdruck, Diabetes Typ 2), die in der Regel bei Patienten, die an einer koronaren Herzkrankheit leiden, anzutreffen sind. Diese werden in den jeweiligen Kapiteln abgehandelt.

Herzinsuffizienz

Je nachdem, wie aktiv wir sind, pumpt unser Herz täglich zwischen 7000 und 10 000 Liter Blut durch seine Kammern. Dabei ist es nur so groß wie die geballte Faust des Menschen, in dessen Brust es schlägt. Bei einer Herzinsuffizienz nimmt diese beachtliche Pumpleistung des Herzens drastisch ab. Meist passiert dies erst im Alter: Hier zu Lande sind etwa zehn Prozent der über 70-Jährigen davon betroffen.

Häufig ist die Herzinsuffizienz die Spätfolge einer koronaren Herzkrankheit (siehe Seite 128ff.). Aber auch Herzmuskelentzündungen und langjährige Herzklappenfehler können im Endstadium in eine Herzinsuffizienz münden. Wenn das Herz über einen längeren Zeitraum unter Sauerstoffmangel leidet, sind im Herzmuskel viele kleine Infarkte abgelaufen, aus denen sich Narben gebildet haben. Die Muskulatur wird an diesen Stellen durch Bindegewebe ersetzt und kann sich nicht mehr so stark zusammenziehen. Die Folge: Das Herz pumpt immer weniger Blut durch den Körper und kann das Gewebe nicht mehr ausreichend mit Sauerstoff versorgen.

Mediziner unterscheiden zwischen einer Insuffizienz des rechten und des linken Herzens, die sich jeweils anders äußern: Wenn das rechte Herz nicht mehr genügend Blut pumpen kann, staut sich dieses im Bereich der Bauchorgane und anderer Weichteile. Solange die Betroffenen Alltagsbelastungen im Stehen noch meistern können, kommt es aufgrund der Schwerkraft zu einer Überfüllung der Blutgefäße in den Beinen. Das Blut drückt auf die Gefäßwände, Wasser

Wie Herz und Blutkreislauf funktionieren

Das Herz ist ein Hohlmuskel, der aus vier Kammern besteht. Er arbeitet rhythmisch, indem er sich zusammenzieht und entspannt. Dabei saugt er wie eine Pumpe Flüssigkeit an und wirft sie aus. Dies geschieht in zwei separaten Systemen: einer rechten und einer linken Herzhälfte, die beide je aus Vor- und Hauptkammer bestehen. Zwischen ihnen wirken große Klappen wie Ventile und verhindern, dass das Blut aus der Haupt- in die Vorkammer zurückströmt.

Das im Körper zirkulierende Blut wird über große Venen in den Brustraum geführt und dort von der rechten Herzhälfte in die Lungengefäße gepumpt. Hier gibt das Blut Kohlensäure ab und nimmt aus der Luft in den Lungenbläschen Sauerstoff auf. Dabei ändert das Blut seine Farbe: Es wird hellrot, was auf einen hohen Sauerstoffgehalt hinweist. Das sauerstoffreiche Blut gelangt anschließend über den linken Vorhof in die linke Herzkammer, bevor es durch die große Körperschlagader und dann durch die Arterien in den Körper gepumpt wird, wo es über die kleinen Arterien in die verschiedenen Organe fließt.

wird ausgepresst, und es entstehen Ödeme. Nach einem anstrengenden Tag sind die Beine deshalb abends deutlich dicker als morgens. Wenn die Betroffenen liegen, wie beim Schlafen, kann das in den Geweben aufgestaute Wasser leichter zum Herzen zurückgepumpt werden, sodass sie nachts mehrmals die Toilette aufsuchen müssen. Dieser häufige nächtliche Harndrang ist ein typisches Zeichen für eine Rechtsherzinsuffizienz. Wenn der Arzt danach fragt, gibt dies bereits wichtige Informationen über eine eventuell vorliegende Herzschwäche.

Bei einer Schwäche des linken Herzens kommt es dagegen zu einem Aufstau vor dieser Herzhälfte: Wenn die linke Herzhälfte nicht ausreichend pumpt, kann sie das vom funktionierenden rechten Herzen in die Lunge gepumpte Blut nicht weiterbefördern. Die Folge: Die Lunge füllt sich mit Blut an. Wasser tritt aus dem gestauten Blut in das Lungengewebe über, sodass dieses mehr oder weniger stark anschwillt. Die Wände der Lungenbläschen werden dicker, die Sauerstoffaufnahme und die Kohlendioxydabgabe sind erschwert. Es kommt zu Atemnot (Dyspnoe), die den Betroffenen zwingt, eine Belastung abzubrechen. Ähnlich wie sich die Symptome der Angina pectoris bei der koronaren Herzkrankheit in dem Augenblick zurückbilden, in dem die Belastung abgebrochen und die Arbeit des Herzens verringert wird, so lässt auch die Atemnot mit Abbruch der Belastung nach. Erst wenn die Herzinsuffizienz des linken Herzens ein spätes Stadium erreicht hat, wird die Flüssigkeitsüberfüllung des Lungengewebes so stark, dass das Wasser in die Lungenbläschen austritt. Dieses dramatische Bild wird dann als akutes Lungenödem bezeichnet und stellt eine oftmals lebensbedrohende Komplikation dar.

Einteilung der Herzinsuffizienz

Grundsätzlich wird die Herzinsuffizienz nach den Richtlinien der New York Heart Association in vier Stadien eingeteilt:

Stadium I: Beschwerdefreiheit, normale körperliche Belastbarkeit

Stadium II: Beschwerden nur bei stärkerer körperlicher Belastung

Stadium III: Beschwerden schon bei leichter körperlicher Belastung wie Treppensteigen oder schnellerem Gehen

Stadium IV: Beschwerden in Ruhe

Durch eine Herzinsuffizienz wird das Herz charakteristischerweise immer größer. Im Gegensatz zu einer Herzvergrößerung als Ergebnis einer langjährigen körperlichen Anstrengung, wie man sie gelegentlich bei intensiv trainierenden Sportlern antrifft (man spricht dann vom »Sportlerherz«), lässt bei einer Herzinsuffizienz die Kraft der Herzmuskulatur nach. Das Herz ist zwar sehr groß, kann sich aber kaum noch zusammenziehen, sodass immer weniger Blut in die Peripherie gepumpt wird. Durch die eingeschränkte Pumpleistung ist das Herz auch nicht mehr in der Lage, einen normalen Blutdruck aufzubauen.

Durch den niedrigen Druck sowie durch den in der Peripherie entstehenden Sauerstoffmangel kommt es zu einer Aktivierung des Sympathikus, der als Teil des vegetativen Nervensystems lebenswichtige Vorgänge in den Organen steuert und unter anderem Herztätigkeit und Blutdruck steigert. Es werden vermehrt Stresshormone ausgeschüttet, die das müde Herz ein wenig antreiben und gleichzeitig den Blutdruck erhöhen sollen. Dabei kommt es zu einer Engstellung der kleinen Blutgefäße in den peripheren Muskeln und Organen, sodass das Herz jetzt auch noch gegen einen erhöhten Widerstand arbeiten muss und noch weiter geschwächt wird. Nun beginnt ein Teufelskreis: Der Blutdruck kann noch schlechter aufgebaut werden, der Sympathikus wird dadurch noch mehr stimuliert und das Herz immer weiter aktiviert, obwohl es zusehends überlastet ist.

Jahrhundertelang wurde die Herzinsuffizienz dadurch behandelt, dass man die Patienten zur Ader ließ: Das müde Herz sollte durch den Entzug von Flüssigkeit entlastet werden. Dass auf diese Weise auch Sauerstoffträger entnommen wurden und nach zahlreichen Aderlässen kaum noch genügend Hämoglobin im Organismus war, wurde dabei allerdings nicht berücksichtigt. Ähnlich wirken die verschiedenen Badekuren, die sich seit Jahrtausenden in nahezu allen Kulturen großer Beliebtheit erfreuen: Beim Eintauchen ins Wasser komprimiert der Wasserdruck die Weichteile der Arme und Beine und presst die darin befindliche Flüssigkeit in das Blutgefäßsystem zurück. Die Flüssigkeit strömt in größeren Mengen zum rechten Herzen zurück, das dadurch stärker gefüllt und gedehnt wird. Durch die Dehnung der Herzwände entsteht ein Reiz, der zur Ausschüttung eines im Herzmuskel gebildeten Hormons führt. Dieses regt die Urinproduktion in der Niere an, was sich in einem stärkeren Harndrang bemerkbar macht. Dieses Phänomen werden die meisten kennen: Wenn man in ein Schwimmbecken steigt oder im Meer badet, ohne vorher die Blase entleert zu haben, kommt es aufgrund des dargestellten Mechanismus nach relativ kurzer Zeit zum Harndrang. Heutzutage werden zur Behandlung der Herzinsuffizienz unter anderem Medikamente zur Entwässerung eingesetzt, die ebenfalls das Herz entlasten, weil über die Nieren vermehrt Flüssigkeit abgegeben wird.

Zum Stand der Forschung

Schon 1680 wies der englische Arzt Richard Lower darauf hin, dass Bewegung bei der Behandlung der Herzinsuffizienz äußerst sinnvoll ist: »Wenn die Kranken bettlägerig sind und das Blut nur langsam fließt, sammelt es sich und gerinnt allmählich, da sich die Herzbewegungen verlangsamen. Es ist leicht einzusehen, wie nützlich Übungen und Bewegungen für den Körper sind ...« Trotzdem war bei einer Herzinsuffizienz jahrhundertelang jede Form von körperlicher Anstrengung verpönt: Das überlastete vergrößerte Herz sollte auf keinen Fall noch weiter überfordert werden. Während bis in die Siebzigerjahre körperliche Schonung als ein zentrales Therapiekonzept betrachtet wurde, hat sich diese Auffassung in der internationalen Forschung mittlerweile genau ins Gegenteil verkehrt.

Mittlerweile gilt es als unumstritten, dass Bewegung ein wichtiges Therapiekonzept bei Herzinsuffizienz ist. Weil der aerobe Stoffwechsel in den Muskeln durch Training verbessert wird, führt dies zu einer geringeren Engstellung der Gefäße und einer Entlastung des Herzens.

Dabei verfolgt die Bewegungstherapie eine ähnliche Zielsetzung, wie sie auch der modernen medikamentösen Behandlung zu Grunde liegt. Hier werden seit einigen Jahren Substanzen eingesetzt, die – scheinbar paradox – eine Weitstellung der verengten peripheren Blutgefäße bewirken. Dadurch fällt der Blutdruck zwar weiter ab, das Herz kann aber gegen den nun geringeren Gefäßwiderstand leichter anarbeiten. Es kann sich besser zusammenziehen, sodass es seine Kraft steigert und sich etwas erholen kann. Ähnlich reagiert der Organismus, wenn die Leistungsfähigkeit der peripheren Muskulatur durch Training gestärkt wird. Da sich der aerobe Stoffwechsel verbessert, übersäuern die Muskeln erst zu einem späteren Zeitpunkt (siehe Seite 53). Die Folge: Der Sympathikus wird weniger stark aktiviert, was ebenfalls zu einer geringeren Engstellung der Blutgefäße und einer Entlastung des Herzens führt.

Kontrollierte Studien (also Untersuchungen mit Kontrollgruppen) über die Effekte einer Bewegungstherapie bei Herzinsuffizienz werden erst seit gut zehn Jahren durchgeführt. Dr. Ffion Lloyd-Williams von der University of Liverpool fasste 2002 in einer Übersicht die Ergebnisse von 31 Untersuchungen mit Herzinsuffizienzpatienten zusammen, die allesamt während des Trainings ihre normale Medikation weiter erhielten. Das Resultat: Bei den Probanden, die an dem Trainingsprogramm teilgenommen hatten, konnte eine Steigerung der maximalen Sauerstoffaufnahmefähigkeit als Marker der allgemeinen Fitness um 25 Prozent festgestellt werden. Die Betroffenen klagten weniger über Atemnot, waren seltener erschöpft (schnelle Erschöpfbarkeit ist ein typisches Symptom bei Herzinsuffizienz) und konnten Alltagsbelastungen besser bewältigen. Außerdem nahm die Lebensqualität in verschiedenen Bereichen zu.

In einer weiteren Metaanalyse verglich Massimo F. Piepoli vom Imperial College aus London die Daten von insgesamt 801 Patienten mit Herzinsuffizienz, die durchschnittlich zwei Jahre lang beobachtet worden waren. Im Vergleich zur inaktiven Kontrollgruppe war in der Trainingsgruppe eine stationäre Behandlung weniger häufig notwendig, und die Anzahl der Todesfälle fiel ebenfalls geringer aus (20 Prozent im Vergleich zu 26 Prozent).

Üblicherweise werden bei Herzinsuffizienz niedrig dosierte Ausdauerbelastungen wie Walking empfohlen, um den geschwächten Herzmuskel nicht zu überfordern.

Das geeignete Training

Um den geschwächten Herzmuskel beim Training nicht zu überfordern, werden überwiegend Ausdauerbelastungen (Walking, Fahrrad- und Laufbandergometer) mit sehr niedrigen Intensitäten deutlich unterhalb der anaeroben Schwelle durchgeführt. Teresita Corvera-Tindel von der University of California in Los Angeles konnte beispielsweise belegen, dass bei fast 550 Patienten ein häusliches Gehtraining deutliche Erfolge zeigte – dabei stand der Grad der Verbesserung in einem direkten Verhältnis zu der Strecke, die täglich zurückgelegt wurde.

In den letzten Jahren hat sich jedoch gezeigt, dass auch ein Intervalltraining und sogar ein Training mit kleinen Gewichten zur Kräftigung einzelner Muskelgruppen in den Armen und Beinen eine positive Wirkung haben können. So hat Katharina Meyer vom Herzzentrum in Bad Krozingen bereits frühzeitig bei Patienten mit Herzinsuffizinz (ebenso wie bei Patienten mit koronarer Herzkrankheit) ein Intervalltraining durchgeführt. Die Intervallbelastungen bestanden dabei aus Wiederholungen einer Belastung, die die Hälfte einer zuvor im Ergometertest ermittelten Maximalbelastung ausmachte, unterbrochen von je einminütigen Pausen.

In einer Untersuchung haben wir am Institut für Sportmedizin in Hamburg bei 27 schwer herzinsuffizienten Patienten, die zum großen Teil auf eine Herztransplantation warteten, analysiert, welche Effekte ein Krafttraining peripherer Muskelgruppen hat. Bei 14 Patienten wurde drei Monate lang zweimal wöchentlich ein Training großer Muskeln (Armbeuger und -strecker sowie Kniebeuger und -strecker) durchgeführt, die restlichen Personen bildeten die Kontrollgruppe. Die aktiven Patienten trainierten mit variablen Gewichtsmanschetten an den Hand- oder Fußgelenken, die so gewählt wurden, dass sie gerade eine Anzahl von 15 Wiederholungen bis zum Abbruch schafften. Pro Trainingseinheit wurden für jede Muskelgruppe zwei Serien zu jeweils 15 Wiederholungen durchgeführt.

Das Training hatte eine enorme Steigerung der Kraft von im Durchschnitt 90 Prozent zur Folge. Die maximale Sauerstoffaufnahme steigerte sich in der Trainingsgruppe um fast 15 Prozent; der klinische Schweregrad der Herzinsuffizienz sank von der NYHA-Kategorie III auf II. Auch die Erholungsfähigkeit nach einer Fahrradbelastung sowie die allgemeine Lebensqualität verbesserten sich so, dass die Betroffenen wieder deutlich aktiver am Alltagsleben teilnehmen konnten. Der Zeitpunkt einer Transplantation konnte erst einmal aufgeschoben werden.

Hinter einem solchen Krafttraining verbirgt sich – genauso wie auch bei Intervallbelastungen – die Überlegung, dass kurzfristig überschwellige Trainingsreize auf die peripheren Muskelgruppen einwirken und entsprechende Anpassungsprozesse im Organismus auslösen, bevor die Belastung aufgrund des geschwächten Herzens abgebrochen werden muss.

Vorsicht!

Es herrscht Konsens darüber, dass keine Bewegungstherapie durchgeführt werden sollte, wenn akute Beschwerden aufgrund einer bestehenden instabilen koronaren Herzkrankheit auftreten, das bedeutet, die Beschwerden in einem Zeitraum von fünf Tagen zunehmen. Auch bei Atemnot bereits unter Ruhebedingungen, schwerem Bluthochdruck von mehr als 180 mm Hg systolisch oder 105 mm Hg diastolisch sowie Fieber und Zeichen einer akuten Entzündung sollte kein Training stattfinden.

Auf jeden Fall sollte nach einer entzündlichen Herzerkrankung eine ganz zurückhaltende Indikationsstellung erfolgen, da eine exakte Abgrenzung zwischen einer entzündlichen und nicht entzündlichen Herzerkrankung nur schwer vorgenommen werden kann. Es wird daher empfohlen, bei entzündlichen Herzerkrankungen – oder in deren unmittelbarer Folge bis zum Ausheilen – körperliches Training zu unterlassen, da eine Viruspersistenz oder anhaltende Autoimmunprozesse über Monate andauern können.

Asthma bronchiale

Asthma bronchiale ist eine chronische entzündliche Erkrankung der Atemwege, bei der die Lungenfunktion zwar nicht ständig, aber immer wiederkehrend anfallsartig eingeschränkt ist. Asthma ist weit verbreitet. Man nimmt an, dass in Deutschland etwa fünf Prozent der Erwachsenen und sieben bis zehn Prozent der Kinder an Asthma leiden.

Man unterscheidet zwischen einem allergischen und nicht allergischen Asthma, wobei sich beide Formen häufig vermischen. Bei entsprechend veranlagten Personen reagiert die entzündete Bronchialschleimhaut überempfindlich auf eine ganze Reihe von Reizen – das können Allergene in der Atemluft (Blütenpollen, Staub, Tierhaare, Parfums), aber auch Umweltbelastungen, Tabakrauch oder anstrengende körperliche Belastung sein. Die Bronchien verengen sich und produzieren einen zähen Schleim, der sie verstopft. Das führt zu anfallartigen Beschwerden mit Atemnot oder Husten. Bei einem Asthmaanfall kann zwar noch Luft eingeatmet werden, die Ausatmung ist aber erheblich gestört. Die Folge: Die körperliche Leistungsfähigkeit ist beeinträchtigt.

Zum Stand der Forschung

Regelmäßiges körperliches Training ist ein wichtiger Baustein eines Asthma-Therapiekonzepts. Es erhöht die körperliche Belastbarkeit, steigert das Wohlbefinden und verbessert die allgemeine Lebensqualität. Das wurde im Jahr 2000 von Felix S. Ram aus Auckland in einer Analyse zahlreicher Untersuchungen über den Effekt einer Bewegungstherapie bei Asthma nachgewiesen. Bei der Auswertung der Ergebnisse von insgesamt 226 jüngeren Asthmapatienten im Alter bis zu 40 Jahren konnte er zeigen, dass sich die allgemeine Leistungsfähigkeit erheblich verbesserte. Das Training steigerte die bei einer Ergometrie erreichte Maximalleistung, erhöhte die maximale Sauerstoffaufnahmefähigkeit und senkte die Herzfrequenz bei gleichen Belastungen. Die eingeschränkte Lungenfunktion veränderte sich dabei nicht.

Für Asthmatiker ist ein regelmäßiges Ausdauertraining ein wichtiger Baustein der Behandlung. Das Training kann zwar nicht das Krankheitsbild an sich verbessern, es erhöht aber die körperliche Belastbarkeit und steigert so Wohlbefinden und Lebensqualität.

Das geeignete Training

In der Regel wird mit Asthmatikern ein moderates Ausdauertraining durchgeführt. Nach Möglichkeit sollte das Training unter Bedingungen stattfinden, bei denen der Kontakt mit allergenen Substanzen ausgeschlossen ist – also nicht auf blühenden Wiesen oder in staubigen Hallen. Dann kann die Intensität durchaus auch relativ hoch sein. Das wurde bereits in den Neunzigerjahren gezeigt, als Margareta Emtner an der Universität Uppsala ein Trainingsprogramm vorstellte, in dem mit einer bis dahin noch nicht durchgeführten Intensität von 80 bis 90 Prozent der maximalen Herzfrequenz trainiert wurde. 26 Patienten im Alter zwischen 23 und 58 Jahren, die an leichtem bis mittelschwerem Asthma litten, führten zehn Wochen lang ein kontrolliertes Rehabilitationsprogramm durch, bei dem neben der Bewegungstherapie auch ein Schwerpunkt auf der Verhaltensschulung lag. Ziel der Untersuchung war unter anderem, die Frage zu beantworten, ob und wie inaktive erwachsene Asthmatiker mit relativ hoher Belastungsintensität trainieren können. Vor und nach dem Programm wurde ein sechsminütiger submaximaler Fahrradtest, ein zwölfminütiger Gehtest und eine Spiroergometrie (Messung von Atemgasen während einer körperlichen Belastung) durchgeführt. Zusätzlich mussten die Probanden einen Fragebogen zur subjektiven Einschätzung der Krankheitssymptome ausfüllen, in dem nach Wahrnehmungen wie Kurzatmigkeit und Angst vor körperlicher Anstrengung gefragt wurde. Mit einem Methacholin-Provokationstest, der für die Diagnostik der Erkrankung eingesetzt wird, wurde zudem die Empfindlichkeit der Bronchien getestet. Dazu inhalierten die Probanden das Reizmittel Methacholin, auf das Asthmatiker mit einer Einengung der Luftwege reagieren.

In den ersten zwei Wochen trainierten die Patienten täglich in einem auf 33 C° beheizten Swimmingpool. Das Training in warmem Wasser hat den Vorteil, dass durch die hohe Luftfeuchtigkeit ein Austrocknen der Bronchien verhindert wird, das als Auslöser für ein belastungsinduziertes Asthma gilt. Parallel dazu wurden die Probanden über das Krankheitsbild, seine Medikation und die Grundprinzipien einer Bewegungstherapie informiert. In den folgenden acht Wochen wurde zweimal wöchentlich jeweils 45 Minuten im Pool trainiert. Dieses Training wurde individuell gestaltet, wobei alle Teilnehmer sehr intensive Belastungen tolerierten.

Das Resultat nach zehn Wochen: Bei den 22 Probanden, die das komplette Programm beendeten, waren in Verbindung mit dem Training keine schweren Asthmaanfälle aufgetreten. Sie hatten durch das Training mehr Selbstvertrauen entwickelt und waren entschlossen, die Therapie fortzuführen. Dafür sprachen auch die objektiven Messwerte: Die kardiovaskuläre Fitness der Teilnehmer hatte sich deutlich verbessert. Die Herzfrequenz für gleiche Belastungen fiel im Durchschnitt um zwölf Schläge pro Minute niedriger aus als vor dem Training. Auch beim Zwölf-Minuten-Gehtest legten die Probanden eine 111 Meter längere Distanz zurück. Durch die verbesserte körperliche Fitness traten die Symptome eines

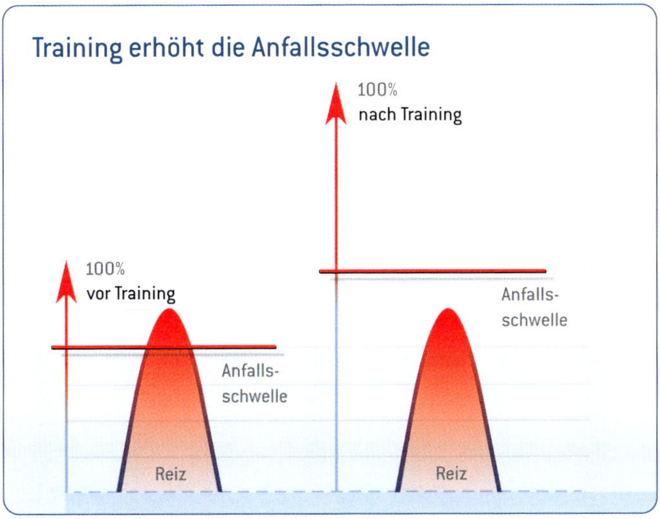

Wer seine Fitness verbessert, kann dadurch die Schwelle erhöhen, bei der ein belastungsbedingter Asthmaanfall ausgelöst wird. Viele Alltagsaktivitäten bleiben dann unter dieser Schwelle und bereiten deshalb keine Probleme.

belastungsinduzierten Asthmas, unter denen zuvor elf Teilnehmer gelitten hatten, nach dem Training nur noch bei drei Patienten auf. Die Asthmakranken waren nicht mehr so kurzatmig und benötigten nach dem Trainingsprogramm weniger Medikamente. Der Methacholin-Test ergab jedoch keine veränderten Werte. Daran erkennt man, dass Training beim Asthmatiker also nicht das eigentliche Krankheitsbild verbessert, sondern seine positive Wirkung indirekt entfaltet: Die Muskulatur wird leistungsfähiger, weshalb das Herz bei Belastung nicht mehr so stark durch das vegetative Nervensystem (Sympathikus) angeregt wird. Für die gleiche Leistung reduziert sich das Atemminutenvolumen und dadurch die Belüftung der Atemwege. Diese verringerte Ventilation bei Belastungen mindert das Risiko eines Asthmaanfalls.

Folgendes Beispiel soll den Effekt einer Leistungsverbesserung bei Asthmatikern verdeutlichen (siehe Grafik oben): Wenn ein Asthmaanfall bei einer Belastungsintensität von

70 Prozent der Maximalleistung ausgelöst wird, geschieht dies bei einem Menschen mit eingeschränkter körperlicher Leistungsfähigkeit bereits bei einfachen Alltagsbelastungen, weil diese mehr als 70 Prozent der Leistungsfähigkeit fordern. Wenn aber durch Training die Fitness verbessert wird, ist eine Asthma auslösende Belastung von 70 Prozent der maximalen Leistung sehr viel höher. Viele Alltagsaktivitäten bleiben unter dieser Schwelle und können daher problemlos ausgeführt werden.

Vorsicht!

Training stellt bei Asthmatikern ein gewisses Problem dar: Obwohl die langfristigen positiven Effekte unumstritten sind, kann – wie bei anderen Erkrankungen auch – eine einmalige körperliche Belastung unter Umständen zu einer kurzfristigen Verschlimmerung des Krankheitsbilds beitragen. Um einen belastungsinduzierten Asthmaanfall zu verhindern, ist eine genaue Aufklärung der Betroffenen unbedingt notwendig. Belastungsasthma kann durch die gezielte Einnahme von Medikamenten vor Beginn des Trainings sowie durch ein vorsichtiges Aufwärmprogramm vermieden werden. Wenn das Training unterbrochen wird, sobald die ersten Beschwerden auftreten, ist der Patient durchaus wieder gut belastbar, wenn sich die Symptomatik zurückgebildet hat. Man spricht daher vom so genannten »walk-through-phenomenon«. Natürlich müssen auch Umweltsituationen mit einbezogen werden. Berücksichtigt man die verschiedenen Faktoren, können Asthmatiker eine weit überdurchschnittliche körperliche Leistungsfähigkeit erreichen. Bestes Beispiel dafür sind zahlreiche Hochleistungssportlerinnen und -sportler, die an Asthma leiden.

Chronisch obstruktive Lungenerkrankung (COPD)

COPD (chronic obstructive pulmonary disease) steht als Sammelbegriff für eine Gruppe von Krankheiten, die durch eine irreversible Verringerung von Lungengewebe gekennzeichnet sind. Dazu gehören in erster Linie die chronisch obstruktive Bronchitis, bei der die Schleimhaut der unteren Atemwege überreizt und geschädigt ist, und das so genannte Lungenemphysem, bei dem eine Aufblähung der Bronchienenden zur Zerstörung der Lungenbläschen führt. Patienten mit diesen Erkrankungen leiden an Husten und vermehrtem Auswurf – Symptome, die umgangssprachlich als »Raucherhusten« bezeichnet werden. Tatsächlich sind 90 Prozent aller COPD-Patienten Raucher oder ehemalige Raucher.

In Deutschland leiden schätzungsweise drei bis fünf Millionen und weltweit etwa 600 Millionen Menschen an einer COPD. Von den zehn häufigsten zum Tode führenden Krankheiten ist sie die einzige, deren Häufigkeit zunimmt. Neben Nikotinmissbrauch können Umweltverschmutzung, berufliche Belastung durch Staub und chemische Stoffe oder Infektionen eine COPD verursachen. Im fortgeschrittenen Stadium leiden die Betroffenen selbst bei geringer Belastung unter schwerer Atemnot – vor allem die Ausatmung ist behindert. Um dies zu vermeiden, gehen COPD-Patienten oft jeglicher körperlicher Anstrengung aus dem Weg. Die Folge: Weil sie sich kaum noch bewegen, nimmt die körperliche Leistungsfähigkeit immer weiter ab. Dieser Zustand ruft das vegetative Nervensystem auf den Plan, das versucht, das

Leistungsdefizit auszugleichen, indem es die Stoffwechselrezeptoren in der Muskulatur stimuliert und so das Herz-Kreislauf-System stärker belastet. Wenn die Erkrankung fortschreitet, entsteht schließlich ein Teufelskreis: Eine immer geringere Fitness führt zu immer früher einsetzenden Atembeschwerden.

Zum Stand der Forschung

Es gilt als unbestritten, dass alle COPD-Patienten – besonders die schweren Fälle – von einem Bewegungsprogramm profitieren. Körperliches Training ist eine wichtige Säule der COPD-Rehabilitation, vor allem weil die Möglichkeiten der medikamentösen Therapie nicht ausreichend sind. Bewegungstraining gilt nach den Empfehlungen der Deutschen Atemwegsliga neben der Rauchentwöhnung als effektivste nicht medikamentöse Therapie.

Das Rauchen aufzugeben und ein regelmäßiges Bewegungstraining zu absolvieren, das rät die Deutsche Atemwegsliga COPD-Patienten als effektivste nicht medikamentöse Therapie.

Wie auch beim Asthma verbessert Training zwar nicht die eingeschränkte Lungenfunktion selbst, steigert aber die kardiopulmonale Fitness, indem es die periphere Muskulatur leistungsfähiger macht, die bei dieser Krankheit typischerweise stark verringert ist. Möglicherweise ist eine chronische Entzündungsreaktion der Grund für diesen Verlust an Muskelmasse. So findet man bei COPD-Patienten eine erhöhte Konzentration an entzündungsauslösenden Substanzen, wie etwa den Tumor-Nekrose-Faktor (TNF), der die Neubildung von Muskelzellen stört. Körperliches Training scheint diesen Prozess zu beeinflussen, indem es in den kontrahierenden Muskeln die Bildung von Interleukin 6 anregt. Diese Substanz behindert unter anderem die Synthese von TNF und wirkt somit entzündungshemmend. Dieser entzündungshemmende Effekt von Körperarbeit dürfte die positiven Wirkungen einer Bewegungstherapie bei verschiedenen Krankheitsbildern (rheumatoide Arthritis oder koronare Herzkrankheit) erklären, bei deren Entstehung eine entzündliche Komponente diskutiert wird.

Dass ein regelmäßiges Training bei einer COPD sehr effektiv sein kann, wurde 2002 in einer Metaanalyse der Cochrane Library in Dublin nachgewiesen, einem Institut, das nach wissenschaftlich strengsten Kriterien arbeitet (»evidence based medicine«). Anhand von 23 Studien wurde gezeigt, dass nach einem etwa vierwöchigen Ausdauertraining körperliche Belastung nicht mehr so schnell zu Erschöpfung oder Atemnot führte. Obwohl das absolute Maß der erreichbaren Leistungsverbesserung eher gering war (bei der Fahrradergometrie gerade einmal fünf Watt, beim Sechs-Minuten-Gehtraining eine Zunahme der Gehstrecke um 49 Meter), hatte sie eine erhebliche Verbesserung der Lebensqualität zur Folge. Wichtig ist, dass COPD-Erkrankte möglichst frühzeitig mit einer Bewegungstherapie beginnen: Patienten, bei denen bereits während der ersten stationären Phase des Krankenhausaufenthalts mit einem Training begonnen wurde, zeigten in den folgenden sechs Monaten im Vergleich zu einer untrainierten Kontrollgruppe einen deutlich besseren Krankheitsverlauf.

Das geeignete Training

In der überwiegenden Zahl der ausgewerteten Untersuchungen wurde mit den COPD-Patienten ein intensives Gehprogramm durchgeführt, in einigen Studien kombiniert mit einem Krafttraining. Wie bei der Therapie der Herzinsuffizienz soll auch hier ein intensives Training der peripheren Muskulatur schon hohe wirksame Reize setzen, bevor die zentrale Limitierung der Lungenfunktion zu einem Abbruch der Belastung führt. Dieser Effekt wird auch durch ein Krafttraining mit relativ hohen Gewichten erreicht: In einer neuen Untersuchung konnte eine Forschergruppe aus Kopenhagen zeigen, dass ein Krafttraining bei COPD-Patienten die Kraft der Kniestrecker, die Fähigkeit zum Treppensteigen, die Gehgeschwindigkeit und die Kraft der Rumpfmuskulatur verbesserte.

Häufig wird mit COPD-Patienten ein intensives Gehprogramm durchgeführt, gute Effekte kann man aber auch mit einer Kombination aus Ausdauer- und Krafttraining erzielen. Das Training steigert die Leistungsfähigkeit und führt damit zu mehr Lebensqualität.

Besonders gut scheint eine Kombination aus Ausdauer- und Krafttraining zu wirken: Eine Gruppe um Sarah Bernard aus Quebec konnte bei Patienten nach einem zwölfwöchigen Training, das sowohl Ausdauer- als auch ein gezieltes Krafttraining umfasste, einen deutlich höheren Kraftzuwachs feststellen als bei einer Gruppe, die nur ein Ausdauertraining absolviert hatte. Bei den Werten der maximalen Leistungsfähigkeit sowie den Angaben der Betroffenen zur Lebensqualität gab es keine Unterschiede zwischen den beiden Gruppen. Nicht ganz so erfolgreich wirkte das gezielte Training der Inspirationsmuskulatur (zum Beispiel durch Atmen gegen Widerstand oder mit einem Schnorchel). Zwar steigerten sich teilweise Kraft und Ausdauer der Atemmuskulatur, eine eindeutige Verbesserung ließ sich allerdings nicht nachweisen.

Vor Antritt eines Bewegungsgprogramms muss bei COPD-Patienten selbstverständlich eine sorgfältige Untersuchung erfolgen. Das Training sollte anfangs unbedingt überwacht werden und nur streng nach individuell ermittelten Leistungsparametern durchgeführt werden. Günstig sind Ausdauerbelastungen wie Gehen und Fahrradfahren mit einer relativ hohen Intensität von etwa 70 bis 80 Prozent der maximalen Leistungsfähigkeit. Längere Trainingsphasen sind effizienter als nur kurze Trainingsepisoden. Die Belastung sollte maximal als »sehr anstrengend« empfunden werden (Intensität von 16 bis 17 auf der so genannten Borg-Skala zur Einschätzung des Anstrengungsempfindens während körperlicher Aktivität; siehe Seite 72). Die Wegstrecke des Gehtrainings ergibt sich dabei aus der größtmöglichen Distanz, die der Patient unter einer so eingeschätzten Anstrengung zurücklegen kann.

Vorsicht!

Zwar gibt es bei COPD-Erkrankten keine absoluten Kontraindikationen, doch können sich relative Gegenanzeigen aus der Belastbarkeit der Patienten bei bestehenden Begleiterkrankungen wie koronare Herzkrankheit oder Bluthochdruck ergeben (siehe dort).

Diabetes Typ 1

Von den etwa sechs Millionen Diabetikern in Deutschland leiden ungefähr 200 000 an Diabetes Typ 1. Die Anzahl der jährlichen Neuerkrankungen liegt bei etwa 15 000. Im Gegensatz zum Typ-2-Diabetes, bei dem der Organismus als Folge von Bewegungsmangel und falscher Ernährung zunehmend unempfindlich auf die körpereigene Insulinausschüttung reagiert (Insulinresistenz), wird Typ-1-Diabetes dadurch verursacht, dass der Körper nur noch wenig oder gar kein Insulin mehr produziert.

Meist ist eine Autoimmunerkrankung der Grund für diesen absoluten Insulinmangel. Dabei zerstört das körpereigene Abwehrsystem die Insulin produzierenden Betazellen in der Bauchspeicheldrüse. Diese Entzündungsreaktion beginnt wahrscheinlich bereits in frühester Kindheit und entwickelt sich über viele Jahre. In der Regel tritt der Typ-1-Diabetes vor dem 40. Lebensjahr bei Jugendlichen und Erwachsenen auf, die meist schlank oder sogar untergewichtig sind. Die Ursachen sind noch nicht eindeutig geklärt, doch scheinen eine genetische Disposition und Umwelteinflüsse an der Entstehung der Erkrankung beteiligt zu sein.

Bis zur Entdeckung und Verfügbarkeit von Insulin war Diabetes nicht heilbar und die Lebensdauer der Erkrankten entsprechend kurz. Seit 1923 wurde zunächst aus den Bauchspeicheldrüsen von Schweinen (später auch von Rindern) isoliertes Insulin verwendet; erst seit Beginn der Achtzigerjahre kann es gentechnisch hergestellt werden. Heute lässt sich die Krankheit gut mit Insulin behandeln, sodass Typ-1-Diabetiker ein völlig normales Leben führen können. Aller-

▸ Die Folgen fehlender Insulinzufuhr

Wenn der Körper nur noch wenig oder kein Insulin mehr produziert, kann keine Glukose mehr in die Zellen aufgenommen werden: Sie verbleibt im Blut und fehlt den Zellen als Energielieferant. Der Körper reagiert darauf mit einer vermehrten Glukoseneubildung in der Leber, wodurch die ohnehin erhöhten Blutzuckerwerte extrem ansteigen. Weil die Glukose nicht verwertet werden kann, wird sie im Urin ausgeschieden. Auf diese Weise werden dem Körper Wasser und weitere Nährstoffe entzogen. Es kommt zu Austrocknung, ständigem Durstgefühl, häufig auch Bauchschmerzen und Durchfall sowie zu Müdigkeit, Seh- und Konzentrationsstörungen.

Um die Unterversorgung des Organismus mit Energie zu kompensieren, werden die körpereigenen Fettdepots angezapft und schmelzen innerhalb kürzester Zeit ein. Das Blut wird mit freien Fettsäuren überschwemmt, die nicht mehr normal abgebaut, sondern von der Leber in so genannte Ketonkörper umgewandelt werden. Das führt zu einer völligen Übersäuerung des Blutes (Ketoazidose), die sämtliche Stoffwechselvorgänge im Körper schwer beeinträchtigt. Sie entwickelt sich über Stunden oder Tage, bis schließlich der gesamte Stoffwechsel entgleist. Nierenversagen und Herz-Kreislauf-Probleme sind die möglichen Folgen. Die Betroffenen können das Bewusstsein verlieren und ins Koma fallen. Eine akute Behandlung mit Insulin ist lebensnotwendig.

Jährlich erleiden in Deutschland bis zu acht Prozent der insulinpflichtigen Diabetiker eine diabetische Ketoazidose, etwa drei bis vier Prozent sterben daran. In ungefähr einem Viertel aller Fälle wird ein Diabetes erst durch das Auftreten einer Ketoazidose entdeckt.

dings müssen die Betroffenen in Kauf nehmen, lebenslang Insulin zu spritzen. Die jeweils optimale Dosis und Häufigkeit der Gaben errechnet sich aus dem Blutzuckerwert, der gewünschten Nahrungsmenge bzw. -zusammensetzung (Kohlenhydratanteil, Kalorien) und der beabsichtigten körperlichen Aktivität. Für jeden Diabetiker ist es wichtig, den Blutzucker optimal einzustellen: Nicht nur, um akute Entgleisungen des Stoffwechsels wie eine Unterzuckerung zu verhindern, sondern auch, um diabetische Folgeerkrankungen zu vermeiden oder hinauszuzögern.

Neben der Ketoazidose kann bei Diabetikern eine Hypoglykämie (Unterzucker) als weitere akute Komplikation auftreten: Verursacht wird dieser in seiner schweren Form ebenfalls gefährliche Zustand durch einen massiven Abfall des Blutzuckerspiegels aufgrund einer Insulinüberdosierung, zu geringer Nahrungsaufnahme oder mehr körperlicher Bewegung als geplant. Die Symptome sind individuell verschieden, sie reichen von Übelkeit, Heißhunger und Nervosität bis zu Lähmungen oder Bewusstseinsstörungen. Abhilfe schafft die Einnahme blutzuckerwirksamer Kohlenhydrate. Eine mögliche Langzeitfolge ist auch beim Typ-1-Diabetiker die schon beim Typ-2-Diabetes erwähnte Gefahr von Mikroangiopathien (Schädigungen der kleinen Blutgefäße) mit entsprechenden Schäden an Nieren, Nerven und Netzhaut (Erblindung) sowie Wundheilungsstörungen.

Zum Stand der Forschung

Aufgrund der unterschiedlichen Entstehungsmechanismen ist Bewegung bei Patienten mit Typ-1-Diabetes nicht so effektiv wie bei Typ-2-Diabetikern. Hier mag die Wirkung von regelmäßiger Bewegung sogar beinahe etwas enttäuschend erscheinen. Bei ausreichender Aufklärung über die Mechanismen der Blutzuckerregulation und die Auswirkungen von Körperarbeit kann ein Typ-1-Diabetiker jedoch von den positiven Effekten regelmäßiger Bewegung genauso profitieren wie jeder andere. Patienten mit Typ-1-Diabetes haben nachweislich ein erhöhtes Risiko für Herz-Kreislauf-Erkrankungen. Regelmäßiges Training hilft, dieses Risiko zu verringern. Allerdings wird bei Typ-1-Diabetikern – anders als bei Typ-2-Diabetikern – die Blutzuckerregulation nicht durch körperliche Aktivität verbessert: Sie ist bei untrainierten und trainierten Diabetikern relativ ähnlich. Training führt jedoch auch beim Typ-1-Diabetiker – wie bei gesunden Personen – zu einer erhöhten Insulinsensitivität und reduziert dadurch die Notwendigkeit, Insulin zuzuführen. Dieser Effekt ist allerdings nur gering: Er liegt in einer Größenordnung von etwa fünf Prozent. Dies bedeutet aber, dass Patienten ihre Insulindosis vor einer Belastung reduzieren oder aber den Verzehr von Kohlenhydraten erhöhen müssen.

Beim Typ-1-Diabetes kann die Blutzuckerregulation – anders als beim Typ-2-Diabetes – nicht durch körperliche Aktivität verbessert werden. Trotzdem können die Betroffenen von einer Bewegungstherapie profitieren, da sie auch bei ihnen das Risiko für Herz-Kreislauf-Erkrankungen deutlich senkt.

Auch bei Typ-1-Diabetikern beeinflusst regelmäßiges Training die Blutfettwerte: David E. Laaksonen von der Universität Kuopio in Finnland konnte zeigen, dass ein regelmäßiges Ausdauertraining über einen Zeitraum von 12 bis 16 Wochen das LDL-Cholesterin und Triglyzeride absenkt und gleichzeitig die HDL-Konzentration ansteigen lässt. In gleicher Weise sind Daten einer Arbeitsgruppe mit Gunther F. Weisinger und Gabriele Fuchsgräber-Mayrl aus Wien zu interpretieren, die in einem Trainingszeitraum von vier Monaten bei ihren Probanden einen Leistungszuwachs von 27 Prozent, einen verringerten Insulinbedarf sowie eine verbesserte Endothel-Funktion nachweisen konnten. Diese oberste Wandschicht der Lymph- und Blutgefäße ist an vielen lebenswichtigen Prozessen beteiligt (siehe auch Seite 127).

Das geeignete Training

Die größten Erfahrungen bestehen sicherlich mit ausdauerorientierten Trainingsformen. Allerdings können Typ-1-Diabetiker prinzipiell alle Sportarten betreiben und dabei sogar absolute Spitzenleistungen erreichen und als Profisportler ihr Geld verdienen. In den deutschen Bundesligen im Hockey, Handball, Fußball und Eishockey spielen hoch dotierte Profis mit dieser Erkrankung. Bei der Frage nach dem Wirkmechanismus wird eine verbesserte Glukoseaufnahme durch die Muskelarbeit diskutiert. Jedenfalls wirkt sich die Normalisierung der krankhaft veränderten Blutfettwerte auch bei Typ-1-Diabetikern positiv auf die langfristige Gesundheitsprognose aus.

Vorsicht!

Wie auch beim Typ-2-Diabetiker ist die Gefahr, die mit einem inaktiven Lebensstil verbunden ist, größer als eventuelle Schädigungen durch körperliche Belastung. Patienten mit Typ-1-Diabetes müssen gründlich über ihr Krankheitsbild informiert werden und sollten besonders auf die Vorsichtsmaßnahmen gegen eine Hypoglykämie hingewiesen werden. Vor allem bei Sportarten mit hohen Fortbewegungsgeschwindigkeiten oder beim Aufenthalt im Wasser kann eine durch Unterzuckerung ausgelöste Bewusstseinsstörung fatale Folgen haben.

Daher sollte vor jedem Training eine Blutzuckerkontrolle sowie eine Anpassung der Insulingabe bzw. Kohlenhydrataufnahme an die zu erwartenden Belastungen erfolgen. Konkret bedeutet dies eine empfohlene Kohlenhydrataufnahme von 20 bis 30 g etwa eine halbe Stunde vor Belastungsbeginn.

Im Rahmen eines längerfristigen Trainings sollten die Patienten diese Messungen anfangs engmaschig durchführen, um ihre individuelle Blutzuckerreaktion auf körperliche Aktivität kennen zu lernen.

Das Training sollte regelmäßig zur gleichen Tageszeit stattfinden und mit möglichst ähnlicher Intensität durchgeführt werden. Wie bei Typ-2-Diabetikern sollte man bei einer bereits bestehenden Nervenschädigung (Neuropathie) besonders auf adäquates Schuhwerk achten. Schließlich muss man sich auch klarmachen, dass bei Patienten mit einer Neuropathie schwere Durchblutungsstörungen ohne jegliche Schmerzen auftreten können. Sie haben daher ein erhöhtes Risiko für einen plötzlichen Herztod, weil sie möglicherweise typische Angina-pectoris-Symptome nicht wahrnehmen. In der Regel haben Patienten mit Neuropathie einen erhöhten Puls (Tachykardie), orthostatische Probleme (Schwindel beim Aufrichten aus einer liegenden Position oder aus einer tiefen Hocke) und eine schlechte Temperaturregulation, weshalb Trainingsbelastungen unter zu kalten oder zu warmen Bedingungen vermieden werden sollten. Eine eingehende Untersuchung mit Belastungs-EKG und eventuell einer Myokardszintigrafie ist dringend erforderlich. Bei Letzterem handelt es sich um eine nuklearmedizinische Untersuchung des Herzmuskels unter Belastung und in Ruhe, bei der ein radioaktiver Stoff injiziert wird, der je nach Durchblutung unterschiedlich in die Herzmuskelzellen aufgenommen wird.

Patienten mit Bluthochdruck und einer diabetischen Netzhautschädigung sollten auf hochintensives Training verzichten und Pressatmungen vermeiden. Das bedeutet, dass ein Krafttraining nur mit geringen Gewichten, dafür aber mit hohen Wiederholungszahlen durchgeführt werden sollte.

Rückenschmerzen

Rückenbeschwerden sind in fast allen Industrienationen ein großes Gesundheitsproblem: Hier zu Lande geben etwa 80 Prozent der Bevölkerung an, mindestens schon einmal – häufig aber mehrfach – unter Rückenschmerzen gelitten zu haben. Während bis vor wenigen Jahrzehnten vor allem Erwachsene über Rückenschmerzen klagten, sind mittlerweile vermutlich vor allem aufgrund von Bewegungsmangel auch zunehmend Kinder und Jugendliche davon betroffen.

Rückenschmerzen sind ein häufiger Grund für die Abwesenheit vom Arbeitsplatz und verursachen erhebliche Kosten in unserem Gesundheits- und Sozialwesen. Dabei schlagen nicht nur Diagnostik und Behandlung zu Buche; ein Löwenanteil entfällt auf Kosten, die durch Lohnfortzahlungen und frühzeitige Berentung entstehen. Schätzungen über die Höhe dieser Beträge liegen in einer Größenordnung von 15 bis 20 Milliarden Euro jährlich. In nahezu der Hälfte aller Anträge auf vorzeitige Berentung werden chronische Rückenschmerzen als Begründung angegeben.

Als »chronisch« gelten Rückenschmerzen dann, wenn sie länger als drei Monate anhalten oder an mehr als der Hälfte der Tage eines Jahres auftreten. Rückenschmerzen haben in der Regel eine gute Prognose: Meist klingen sie – unabhängig von der Art der Behandlung – nach relativ kurzer Zeit wieder ab. Nur in knapp zehn Prozent der Fälle muss man damit rechnen, dass die Schmerzen chronisch werden – allerdings sind dies dann die Fälle, die fast 80 Prozent der oben genannten Kosten verursachen.

Die Prävention und Therapie von Rückenschmerzen stellen eine große Herausforderung an die moderne Medizin dar. Dabei besteht das Hauptproblem darin, dass die Ursache für diese Schmerzen oft unklar sind. Entgegen der weit verbreiteten Meinung sind die Bandscheiben nur selten der Auslöser: Sie spielen lediglich in 10 bis 15 Prozent der Fälle eine Rolle. Bandscheibenvorfälle machen sogar nur ein bis drei Prozent der Rückenschmerzen aus. 80 Prozent der chronischen Beschwerden sind hingegen auf eine abgeschwächte Rückenmuskulatur zurückzuführen! In etwa einem Prozent der Fälle sind Tumoren oder Metastasen die Ursache, bei vier Prozent kann eine Wirbelkörperfraktur (häufig bei einer bestehenden Osteoporose) diagnostiziert werden. In den meisten Fällen ist es die Lendenwirbelsäule, die Probleme bereitet (über 60 Prozent), die Brustwirbelsäule ist seltener betroffen (etwa zwei Prozent).

Als Ursache für Rückenschmerzen spielen die Bandscheiben statistisch nur eine untergeordnete Rolle. 80 Prozent der chronischen Beschwerden sind hingegen auf eine abgeschwächte Rückenmuskulatur zurückzuführen.

Zum Stand der Forschung

Zur genaueren Ursachenforschung wurden in umfangreichen Studien Risikofaktoren analysiert, die bei der Entstehung von Rückenschmerzen eine wesentliche Rolle zu spielen scheinen. Dabei wurden auch Faktoren wie die Zugehörigkeit zu einer bestimmten Gesellschaftsschicht, das (damit oftmals eng gekoppelte) Ausbildungsniveau, Belastungen am Arbeitsplatz und psychische Kriterien (Depressionen) berücksichtigt. Daran wird bereits deutlich, dass Rückenschmerzen mehr als andere Krankheitsbilder eine sozialmedizinische Dimension haben.

Ein Problem bei diesen Analysen ist die Erhebung der Daten, die in der Regel durch Fragebögen erfolgt, die die Betroffenen subjektiv beantworten. Dass dabei unter Umständen irrtümliche Schlussfolgerungen gezogen werden, die zum Teil erhebliche Auswirkungen auf Präventionsmaßnahmen haben können, soll am Beispiel einer Studie gezeigt werden, die von Orthopäden aus Hamburg gemeinsam mit Professor Michael Morlock von der TU Hamburg-Harburg durchgeführt wurde. Sie untersuchten die Häufigkeit von Rückenschmerzen bei Krankenschwestern in Abhängigkeit von der jeweiligen Belastung am Arbeitsplatz.

Im Gegensatz zu Untersuchungen, bei denen die Betroffenen nach ihrer eigenen Einschätzung der Belastung gefragt werden, wurde in dieser Studie neben der subjektiven Beurteilung die »echte« physikalisch gemessene Belastung am Arbeitsplatz ermittelt. Dazu wurden die Schwestern mit zahlreichen Kraft- und Drucksensoren ausgestattet, mit denen die verschiedenen Belastungen der Wirbelsäule während eines Arbeitstags gut dokumentiert werden konnten.

Es zeigte sich, dass die Krankenschwestern, die in der Notaufnahme arbeiteten, aufgrund der Messungen die geringste physische Beanspruchung hatten, obwohl sie ihre Tätigkeit selbst als äußerst anstrengend einstuften. Sie klagten auch häufiger über Rückenschmerzen als ihre Kolleginnen auf der Station mit Querschnittsgelähmten. Diese schätzten ihre Arbeit deutlich weniger belastend ein, obwohl sie nach den objektiven Daten physisch anstrengender war. Aus der subjektiven Angabe der betroffenen Krankenschwestern hätte man ohne die konkreten Messdaten leicht schlussfolgern können, dass es die körperliche Belastung in der Ambulanz sei, die die Rückenschmerzen verursacht. Man sieht an diesem Beispiel, dass die Schwere von Rückenschmerzen mehr als andere Beschwerden von der subjektiven Einschätzung der Erkrankten abhängen.

Das geeignete Training

Da man früher vor allem Belastungen durch harte körperliche Arbeit als die wesentliche Ursache von Rückenschmerzen ansah, riet man den Betroffenen häufig, sich zu schonen – und unterstützte damit noch den Teufelskreis von Muskelschmerz und Schonhaltung. Erst in den letzten Jahren hat bei der Behandlung von Rückenbeschwerden ein gravierender Umdenkprozess eingesetzt: Da man mittlerweile weiß, dass Patienten mit Rückenschmerzen häufig ausgeprägte Defizite hinsichtlich ihrer Muskelkraft, Koordinationsfähigkeit, Beweglichkeit und Ausdauer haben, werden vermehrt auch Bewegungskonzepte in die Therapie miteinbezogen.

Bei Rückenschmerzen muss es das Ziel eines Bewegungsprogramms sein, die erhöhte Spannung in den Rückenmuskeln zu mindern und die verschiedenen Schichten der Muskulatur gezielt zu stärken.

Wie wichtig eine gut ausgebildete Muskulatur zur Stabilisierung der Wirbelsäule ist und dass Rückenschmerzen als Belastungsreaktion auf eine unzulängliche Rückenmuskulatur entstehen, wurde an anderer Stelle bereits ausführlich erläutert (siehe Seite 26f.). Sind die Rücken- und Rumpfmuskeln, die normalerweise an der aufrechten Position beteiligt sind, zu schwach, macht sich dies in einer veränderten Körperhaltung bemerkbar. Selbst banale Alltagsbelastungen, wie beispielsweise das Heben einer Getränkekiste, können diese Muskeln kurzfristig überfordern. Die Folge: Sie entwickeln einen hohen Muskeltonus und werden fest und hart. Dies wiederum setzt eine Kette von Reaktionen in Gang: Die überlasteten Muskeln werden schlechter durchblutet, durch den Sauerstoffmangel häufen sich Stoffwechselprodukte an, und es entstehen Schmerzen. Gleichzeitig ziehen diese Muskeln mit erhöhter Spannung an ihren Aufhängepunkten, den mit hochsensibler Knochenhaut überzogenen Wirbelkörpern, was ebenfalls erhebliche Schmerzen verursacht. Ein thera-

Schwachstelle Kreuz-Darmbein-Gelenk

Eine weitere häufige Ursache von vermeintlichen Rückenschmerzen bilden Störungen im Kreuz-Darmbein-Gelenk, das die Verbindung zwischen den Beckenschaufeln und dem Kreuzbein bildet. Trotz seines Namens ist es genau genommen kein echtes Gelenk, sondern eine bewegliche Verbindung zwischen zwei Knochen, die durch straffe Bänder gehalten werden (so genannte »Bandhafte«). Es ermöglicht beim Gehen und Laufen eine Bewegung des Kreuzbeins gegenüber den Beckenschaufeln – dabei muss es sich leicht verschieben können. Ist es blockiert, kommt es zu unangenehmen Schmerzen, die oftmals auch als »Rückenschmerzen« gedeutet werden. Der einzige nennenswerte Muskel, der am Kreuzbein seinen Ursprung hat, ist der an der inneren Seite entspringende »birnenförmige Muskel« oder »Musculus piriformis«. Er setzt am Oberschenkelknochen an und ist an der Außendrehung beteiligt. Bei Überlastung kann er das Kreuzbein stark nach vorn ziehen und zu einer Blockierung des Kreuz-Darmbein-Gelenks beitragen. Außerdem liegt dieser Muskel in enger Beziehung zum Ischiasnerv und kann bei Verhärtung unter Umständen auch Beschwerden verursachen, die im weitesten Sinne als »Ischiasbeschwerden« bezeichnet werden. Eine Lockerung durch Dehnungen sowie eine Kräftigung der am Hüftgelenk wirkenden Muskulatur kann hervorragende Effekte zeigen.

peutisches Konzept muss also darauf hinwirken, die erhöhte Spannung in den Rückenmuskeln zu mindern und die verschiedenen Schichten der abgeschwächten Muskulatur zu kräftigen. Da Muskeln in der Regel schlecht trainierbar sind, wenn sie sich bereits im Grenzbereich ihrer Leistungsfähigkeit befinden, sollten sie vor der Trainingstherapie gelockert und die Durchblutung gefördert werden. In der Regel geschieht dies durch physiotherapeutische Maßnahmen wie Wärmeanwendungen und Massagen.

Schon mit einer Trainingseinheit pro Woche, die die Rumpfmuskulatur kräftigt, lassen sich beachtliche Erfolge erzielen: Die Schmerzen im Bereich der Lendenwirbelsäule werden gelindert, die Stützmuskulatur wird gekräftigt und die Beweglichkeit der Wirbelsäule nachweislich verbessert. Durch den Einsatz von Hilfsmitteln (zum Beispiel elastische Stützgurte im unteren Lendenbereich) kann die Wirksamkeit von Muskeltrainingsprogrammen für diesen Teil der Wirbelsäule noch gesteigert werden. Bemerkenswert ist, dass durch die Trainingstherapie nicht nur ein kurzzeitiger Effekt erzielt wird, sondern die Patienten auch längerfristig deutlich geringere Beschwerden im Rückenbereich haben.

Vorsicht!

Wie oben angegeben, sind in einigen wenigen Fällen andere Ursachen als muskuläre Probleme für die Entstehung von Rückenschmerzen verantwortlich. Vor Beginn einer Bewegungstherapie sollten Knochenmetastasen eines bösartigen Tumors oder eine Fraktur ausgeschlossen werden. Außerdem müssen eventuell akut gefährdende Begleitkrankheiten wie Bluthochdruck oder koronare Herzkrankheit als eine relative Kontraindikation betrachtet werden, die aber bei Einhaltung der üblichen vorbereitenden Untersuchungen keine Probleme darstellen dürften.

Gelenkprobleme

Gelenkprobleme können kurzfristig oder als Resultat einer längeren Überbelastung auftreten. Die meisten Probleme, die nicht das direkte Resultat eines Unfalls sind und auch bei jungen und häufig sportlich aktiven Menschen auftreten, sind Ausdruck einer so genannten neuromuskulären Dysbalance. Hierunter versteht man ein Ungleichgewicht der Kraft zwischen zwei oder mehreren Muskeln, die an einem Gelenk wirken.

Der menschliche Körper verfügt über verschiedene Formen von Gelenken, damit die einzelnen Körperteile so bewegt werden können, wie vorgesehen. Die einfachste Form ist das so genannte Scharniergelenk, wie wir es zum Beispiel in den Fingergelenken finden. Diese Gelenke können sich lediglich in zwei Richtungen bewegen: Sie werden entweder gebeugt oder gestreckt. Die Muskeln, die dabei zum Einsatz kommen, werden entsprechend als »Beuger« oder »Strecker» bezeichnet. Der Muskel, der gerade aktiv ist, ist der so genannte »Agonist«, der nicht aktive sein »Gegenspieler« oder »Antagonist«. Ein Gelenk wird zwar auch durch die Gelenkkapsel und die Bänder gehalten, entscheidend für seine Stabilisierung ist aber die Kraft der Muskulatur: Durch sie wird das Gelenk in seiner Position gehalten.

Normalerweise stehen Agonist und Antagonist in einem bestimmten, ausgewogenen Verhältnis zueinander. Wird einer der Partner zu wenig, zu viel oder falsch belastet, wird diese Balance gestört. Eine Abschwächung eines Muskels (Atrophie oder Hypertrophie) erfolgt meist aufgrund von

Bewegungsmangel oder durch verletzungs- bzw. krankheitsbedingte Schonung. Ein Muskel kann aber auch durch eine einseitige Mehrbelastung beim Sport oder im Alltag übermäßig entwickelt und deutlich kräftiger werden als sein Antagonist (Hypertrophie). Das kann man zum Beispiel bei Menschen beobachten, die ihre Muskeln unausgewogen trainieren: Mancher Modellathlet trainiert im Kraftstudio fast ausschließlich seine Armbeuger (den Bizepsmuskel) – mit dem Resultat, dass der Arm kaum noch gestreckt werden kann und im Ellenbogen gebeugt ist. Die daraus entstehenden Fehlhaltungen haben zur Folge, dass sich die Stellung der gelenkbildenden Knochen zueinander mehr oder weniger stark verändert. Gelenke sind jedoch so aufgebaut, dass die Gelenkflächen normalerweise – fast wie nach feinmechanischen Gesichtspunkten – in absoluter Kongruenz zueinander stehen. Wenn die Gelenkflächen auch nur geringfügig von ihrer Idealposition abweichen, kann dies im Laufe der Zeit zu erheblichen Problemen führen: Schmerzhafte Muskelverspannungen, eine Überlastung der Sehnen, muskuläre Koordinations- und Funktionsstörungen sowie die Abnutzung des Gelenkknorpels sind die Folgen.

Das geeignete Training

Auch für akute Gelenkprobleme wird ein Bewegungsprogramm als notwendiger Bestandteil eines Therapiekonzepts zunehmend akzeptiert. Im Gegensatz zu chronischen Gelenkerkrankungen wie Arthrose (siehe Seite 174ff.), bei denen eine eindeutige röntgenologische Diagnose möglich ist, finden sich bei den durch neuromuskuläre Dysbalancen verursachten Gelenkproblemen nur wenige objektivierbare Befunde. Deshalb sind wissenschaftliche Studien über den Effekt einer gezielten Kräftigung in diesen Fällen selten, die Datenlage über die Effizienz einer Behandlung ist eher vage. Im Folgenden sollen daher zwei Beispiele die Wirkung einer Bewegungstherapie veranschaulichen.

Schulterprobleme
Ein Beispiel aus der Praxis

Lisa B. (53) arbeitet in einer Versicherungsagentur als Sachbearbeiterin den ganzen Tag am PC. In einer Stressphase mit vielen Überstunden entwickelten sich bei ihr immer stärker werdende rechtsseitige Schulterbeschwerden. Ihr Hausarzt, den sie konsultierte, diagnostizierte eine »frozen shoulder« (»schmerzhafte Schultersteife«) und gab ihr eine Injektion schmerzstillender und entzündungshemmender Mittel in die schmerzende Region. Die Beschwerden klangen zwar kurzfristig ab, traten aber in den darauf folgenden Tagen mit unveränderter Heftigkeit wieder auf. Ein Orthopäde erklärte Lisa B. schließlich, dass eine muskuläre Dysbalance in der Schulter die Ursache ihres Problems sein könnte. Durch das gebeugte Sitzen am Computer hatte sich die Muskulatur, die die Schulter nach innen dreht, verkürzt. Die Antagonisten konnten diesem Zug nicht mehr standhalten, sodass es zu einer lange andauernden Fehlstellung des Oberarmkopfes in der Gelenkpfanne gekommen war. Nach einem gezielten Training bei einem Physiotherapeuten, das die auswärtsdrehende Muskulatur kräftigte, waren die Beschwerden nach wenigen Tagen verschwunden.

Schulterschmerzen sind häufig das Ergebnis einer neuromuskulären Dysbalance. Die Schulter ist das Gelenk des Körpers, das am meisten durch die gelenkumfassende Muskulatur geführt wird. Der Oberarmkopf liegt in einer für seine Größe relativ kleinen Gelenkpfanne. Dadurch kann er sich zwar gut bewegen, das Gelenk ist aber im Vergleich zu anderen deutlich weniger stabil. Die häufigste Dysbalance in der Schulter resultiert aus einem Missverhältnis zwischen den Muskeln, die den Oberarm nach innen drehen (»Innendreher«) und denen, die die Außendrehung bewirken. Weil sie übermäßig beansprucht werden, sind die Innendreher oftmals so stark ausgebildet, dass sie den Oberarmkopf leicht aus der Gelenkpfanne nach vorne (unter Umständen sogar auf deren Rand) ziehen. Da die Auflagefläche sehr klein ist, entstehen Fehlbelastungen und Reizungen der Gelenkkapsel, die oftmals heftige Schmerzen verursachen.

Knieprobleme
Ein Beispiel aus der Praxis

Manfred B. (43) ist als IT-Spezialist in einer großen Firma beschäftigt. Er war sein Leben lang sehr sportlich, spielte leidenschaftlich Tennis und war bis zu seinem 37. Lebensjahr als Fußballer in der Leistungsklasse aktiv. Dann traten erste Kniebeschwerden auf, die im Laufe von mehreren Monaten immer schwerer wurden und Manfred B. schließlich sogar von seinen sportlichen Aktivitäten abhielten. Ein Orthopäde stellte nach einer kernspintomografischen Untersuchung einen typischen degenerativen Meniskusschaden fest. Die arthroskopische Entfernung des Meniskus erfolgte etwa neun Monate, nachdem die ersten Kniebeschwerden aufgetreten waren. Die Operation verlief vollkommen komplikationslos. Nach einer sechswöchigen Rehabilitationsphase bei einem Krankengymnasten war der Behandlungsvorgang beendet. Dennoch hatte Manfred B. weiterhin Beschwerden, die vor allem bei sportlichen Belastungen auftraten. An eine Fortsetzung der Fußballerkarriere war unter diesen Umständen nicht zu denken, auch beim Tennisspielen wurden die Schmerzen nach einer knappen halben Stunde fast unerträglich. Wenn Manfred B. tatsächlich einmal ein Spiel zu Ende führte, weil er schmerzstillende Mittel genommen hatte, klagte er anschließend über heftige Schmerzen, die eine erhebliche Beeinträchtigung der Beweglichkeit zur Folge hatten. Weil er kaum noch körperlich aktiv war, nahm Manfred B. mehr und mehr an Gewicht zu, seine Lebensqualität war erheblich eingeschränkt. Etwa drei Jahre nach der Operation stellte er sich in unserem Institut zu einer sportärztlichen Untersuchung vor. Das Ergebnis: Das Knie war reizlos und gut beweglich, aber 20 cm oberhalb des Kniegelenkspalts war die Kontur des Oberschenkelmuskels deutlich schwächer ausgeprägt. Im Vergleich zur gesunden Seite hatte er 4 cm weniger Umfang, insbesondere der innere Muskelbauch neben der Kniescheibe war kaum noch entwickelt. Diese Umfangsdifferenz wurde innerhalb der folgenden drei Monate durch ein gezieltes Kräftigungsprogramm im Rahmen einer Bewegungstherapie angegangen und nahezu komplett ausgeglichen. Die Beschwerden während der Belastung nahmen in dieser Zeit deutlich ab. Nach etwa vier Monaten war Manfred B. wieder in der Lage, mit einem leichten Tennistraining zu beginnen. Mittlerweile spielt er wieder beschwerdefrei in der Altherrenmannschaft seines örtlichen Fußballvereins.

In der Sportmedizin weiß man seit Jahren, dass die Kraft der Oberschenkelmuskulatur durch eine vorübergehende Schonung des Kniegelenks ganz erheblich nachlässt. Insbesondere kommt es relativ schnell zu einer Abschwächung des innen gelegenen Anteils des so genannten vierköpfigen Oberschenkelmuskels (Musculus quadriceps). Das hat zur Folge, dass der Kraftverlauf jetzt durch den äußeren Muskelzug bestimmt wird und die Kniescheibe minimal aus ihrer Normalposition nach außen gezogen wird. Diese geringfügigen Veränderungen können bereits heftige Reizzustände und starke, hartnäckige Schmerzen auslösen, die sich im Bereich der Patellarsehne, an der Patella (Kniescheibe) selbst oder diffus als so genannte Retropatellarchondrose (Knorpeldegeneration an der Gelenkseite der Kniescheibe) bemerkbar machen. Wenn man den innen gelegenen Anteil des Quadriceps gezielt kräftigt, kann man in der Regel damit erreichen, dass die Führung des Kniegelenks wiederhergestellt wird.

Bei Knieproblemen ist es wichtig, die gelenkführende Muskulatur zu stärken. Das Kniegelenk wird so besser stabilisiert, und die Beschwerden können gelindert werden.

Bei einer direkten Schädigung der Gelenkstrukturen treten Schmerzen normalerweise sofort mit Beginn einer Belastung auf. Die Tatsache, dass die Schmerzen bei Manfred B. immer erst nach etwa 30 Minuten einsetzten, ist ein typisches Indiz für eine weitere muskuläre Problematik: Denn auch die restliche gelenkumfassende Muskulatur, der mit einem Anteil von bis zu 60 Prozent der Gesamtbelastung eine herausragende Bedeutung bei der Stabilisierung des Kniegelenks zukommt, nimmt relativ schnell ab, wenn sie nicht bewegt wird. Beginnt man nach einer längeren Pause wieder zu trainieren, ermüdet sie früher, und das Gelenk kann nicht mehr in gewohntem Maße stabilisiert werden. Das bedeutet, dass besonders bei Sportarten mit häufigen Richtungswechseln (wie etwa Ballsportarten, Tennis oder Squash) schnell eine hohe Stressbelastung auf die Gelenkinnenstrukturen entsteht: Jedes Mal, wenn man abbremst, reiben die Gelenkflächen direkt aneinander entlang. Weil die muskuläre Führung fehlt, kann auch nicht verhindert werden, dass die Kapsel und die Bänder zu stark gedehnt werden: Sie geraten erheblich unter Stress, weitere Reizzustände und Schmerzen sind die Folgen.

Den gesamten Oberschenkel zu kräftigen ist aber auch deshalb so wichtig, weil dies die externen Stabilisatoren des Kniegelenks stärkt und damit insgesamt zu einer deutlichen Linderung der Beschwerden führt. Der Fall von Manfred B. ist einer von vielen. Er zeigt deutlich, dass eine adäquate Nachbehandlung nach einem operativen Gelenkeingriff eine extreme Bedeutung hat – vor allen Dingen dann, wenn nach dem Auftreten der ersten Beschwerden und dem operativen Eingriff bereits eine lange Zeit verstrichen ist, in der die Oberschenkelmuskulatur aufgrund der eingeschränkten Funktion an Kraft eingebüßt hat.

Profifußballer sind das beste Beispiel dafür, dass eine gut ausgebildete Oberschenkelmuskulatur selbst erhebliche degenerative Veränderungen im Kniegelenk erfolgreich kompensieren kann.

Gute Beispiele dafür, wie eine gut ausgebildete Muskulatur teilweise erhebliche Gelenkveränderungen kompensieren kann, findet man immer wieder bei Profisportlern: Viele Fußballspieler haben am Ende einer Karriere mit Mitte 30 bereits erhebliche degenerative Veränderungen im Bereich des Kniegelenks. In Einzelfällen sind die Knorpelüberzüge der gelenkbildenden Knochen kaum noch erkennbar. Trotzdem spielen sie oftmals noch beschwerdefrei auf höchstem Niveau. Typischerweise kommt es dann bei ihnen, wenige Monate nachdem sie ihre Profilaufbahn beendet haben, zu den ersten Gelenkproblemen: Weil durch die deutlich verringerte Trainingsbelastung die notwendigen Trainingsreize zum Erhalt der kniegelenkstabilisierenden Oberschenkelmuskulatur nicht mehr gegeben sind, wirkt nun bei Belastung ein erhöhter Stress auf die vorgeschädigten Kniebinnenstrukturen ein.

▸ Ursache: Muskelverhärtungen

Auch bei einer Reihe von anderen Erkrankungen und Beschwerden des Bewegungsapparats ist eine muskuläre Überlastung die Hauptursache für die Beschwerden. Schon geringfügige Alltagsbelastungen, die die aktuelle Belastbarkeit eines Muskels überschreiten, können dann zu typischen Reaktionen führen, die sich zunächst in Form eines erhöhten Muskeltonus zeigen. Der verhärtete Muskel komprimiert die Blutgefäße, die ihn versorgen, mit der Folge, dass durch den daraus resultierenden Sauerstoffmangel weitere Muskelverhärtungen entstehen. Dieser Mechanismus ist oftmals mitverantwortlich für die Entstehung von so genannten Insertionstendopathien: Weil die verhärteten Muskeln mit hohem Zug an den Knochen ziehen, kommt es zu schmerzhaften Reizzuständen.

Typische Beispiele für Beschwerden, die durch Muskelverhärtungen entstehen können, sind:

- Achillessehnenreizung (Achillodynie),
- als »Tennis-« oder »Golferellbogen« bezeichnete Reizungen des Streckmuskelansatzes des Oberarmknochens (Epikondylopathien),
- Leistenbeschwerden (Reizungen des Adduktorenansatzes),
- mediales Tibiakantensyndrom (»Shin Splints«: überlastungsbedingte Schmerzen am Ansatz des Schienbeinmuskels durch chronisch verstärkten Zug der Muskulatur an der Knochenhaut).

Wenn man die abgeschwächte Muskulatur gezielt dehnt und kräftigt, führt dies fast immer zu einer schnellen Besserung der Beschwerden.

Arthrose

Vermutlich findet man in Deutschland bei jedem ab dem 55. bis 60. Lebensjahr Zeichen einer Arthrose in einem Gelenk – am häufigsten sind die Hüft- und Kniegelenke davon betroffen. Je früher das Leiden erkannt wird, umso besser kann man gegensteuern – im fortgeschrittenen Stadium ist Arthrose nur schwer behandelbar.

Wichtigster Befund bei einer Arthrose ist der Verlust von Knorpelsubstanz – auf einem Röntgenbild kann man dies an einer Verschmälerung des Gelenkspalts und einer mehr oder weniger stark ausgeprägten Verformung des Gelenks erkennen. Meist sind die Gelenkkapsel sowie die gelenkumfassende Muskulatur geschrumpft, und die Gelenkinnenhaut ist mehr oder weniger stark entzündet (Synovitis).

Lange bevor man Veränderungen im Gelenk röntgenologisch nachweisen kann, machen sich erste Zeichen einer beginnenden Arthrose durch Beschwerden bemerkbar. Das können beispielsweise Gelenkschmerzen beim Joggen sein – aber auch wenn das Knie morgens steif ist oder man sich nicht mehr mühelos aus der Hocke erheben kann, deutet dies auf einen Gelenkverschleiß hin. Gelegentlich kommt es zu Schwellungen des Gelenks, die auf eine akute Entzündung der Gelenkinnenhaut hinweisen. Man spricht dann von einer aktivierten Arthrose. In dieser Phase ist jede Bewegung mit Schmerzen verbunden, sodass die Betroffenen versuchen, die Gelenke zu schonen. Die Folge: Die Muskelkraft und die allgemeine Fitness nehmen ab. Das Gelenk wird bei einer Belastung nicht mehr ausreichend stabilisiert, und genau dies begünstigt die Auslösung eines erneuten Arthroseschubs.

Normalerweise leiden ältere Menschen an Arthrose, aber auch Jüngere, die ihre Gelenke zu sehr beansprucht haben (zum Beispiel im Wettkampfsport), sind davon betroffen. Außerdem kann Arthrose als Spätfolge einer unfallbedingten Verletzung des Gelenks auftreten. Wenn etwa bei einer Fraktur das Gelenk oder der Knorpel mitbetroffen sind, kann es passieren, dass die beiden Gelenkflächen nicht mehr optimal aufeinander passen. Durch diese Fehlstatik kommt es zu einseitigen Überlastungen. Es entsteht eine Reibung im Gelenk, die zu einer Reizung der Innenhaut, Entzündungen und allmählichen Abnutzungserscheinungen führt.

Zum Stand der Forschung

Es herrscht Einigkeit darüber, dass eine Bewegungstherapie zur Verbesserung der Muskelfunktion eine zentrale Rolle bei der Behandlung von Arthrose spielt. Erst im Spätstadium sollte ein operativer Gelenkersatz erfolgen. Es gibt zahlreiche Untersuchungen über die heilenden Wirkungen eines bewegungstherapeutischen Programms auf den Krankheitsverlauf bei Arthrosepatienten. Das einhellige Ergebnis: Gezielte Bewegung kann die Schmerzen bei Knie- oder Hüftarthrose so weit lindern, dass die Betroffenen wieder in der Lage sind, die Alltagsanforderungen besser zu bewältigen.

Im Jahr 2002 wurden die Ergebnisse einer Untersuchung von Ken Thomas und Mitarbeitern vom City Hospital in Nottingham veröffentlicht, die 786 Patienten mit einer Kniearthrose über einen Zeitraum von zwei Jahren beobachtet hatten. Die Probanden waren in fünf Gruppen aufgeteilt: Eine Gruppe erhielt eine Bewegungstherapie, bei der die Oberschenkelmuskulatur täglich 20 bis 30 Minuten mit einem elastischen Band trainiert wurde. Das Training wurde in den ersten zwei

Monaten regelmäßig überwacht. Im weiteren Verlauf der Studie führten die Patienten ein Trainingstagebuch, um ihre Selbstbeobachtungen zu notieren. Eine zweite Gruppe erhielt ein Training und zusätzlich eine regelmäßige telefonische Beratung. Zwei Gruppen trainierten nicht; die Teilnehmer einer dieser Gruppen erhielten aber zumindest eine telefonische Beratung. Die dritte inaktive Gruppe diente zur Kontrolle. Das fast schon zu erwartende Ergebnis: Bereits nach einem sechsmonatigen Trainingsprogramm klagten die aktiven Probanden erheblich weniger über Schmerzen als die inaktiven – dieser Effekt war auch nach zwei Jahren noch zu beobachten.

Während diese Studie eindrucksvoll belegt, wie wichtig vor allem in der ersten Phase der Bewegungstherapie eine eingehende Beratung ist, zeigen andere Untersuchungen mit Arthrosepatienten, dass darüber hinaus auch eine regelmäßige Kontrolle für den langfristigen Effekt des Trainings entscheidend ist. Margriet van Baar aus Utrecht kam in ihrer Studie aus dem Jahr 2001 zu dem Resultat, dass ein Trainingsprogramm die Beschwerden zwar erfolgreich lindern konnte, dieser Effekt jedoch nicht länger als drei Monate anhielt, wenn das Training nicht regelmäßig durch Therapeuten überwacht und durchgeführt wurde.

Das geeignete Training

In einer Vielzahl von Studien konnte nachgewiesen werden, dass bei Patienten mit Kniearthrose ein regelmäßig durchgeführtes Krafttraining zur Stärkung der Oberschenkelmuskulatur die Gelenkfunktion optimiert. Sinnvoll ist auch ein zusätzliches Training, um die Koordination zu verbessern. Das Training in einer Gruppe scheint besonders effizient zu sein; es kann aber nach entsprechender Schulung auch selbstständig zu Hause durchgeführt werden. Das Trainingsprogramm sollte nicht auf die Muskeln um das betroffene Gelenk beschränkt bleiben, sondern auch andere große Muskelgruppen umfassen, insbesondere die der oberen Extremitäten sowie des Rumpfes. Bei Bedarf kann eine begleitende medikamentöse Therapie sinnvoll sein, um die Schmerzen zu lindern. Die regelmäßige Beaufsichtigung des Trainings sowie die Unterstützung zum Beispiel durch den Partner verbessern die Nachhaltigkeit einer Therapie erheblich. Ein Ausdauertraining wird vermutlich nicht direkt auf die Arthrose wirken – es führt aber unter Umständen zu einem Gewichtsverlust und trägt so zu einer Entlastung der Gelenke bei. Außerdem ist es nützlich, um anderen Krankheiten vorzubeugen, die gerade auch bei älteren Patienten mit Arthrose angenommen werden dürfen, wie Herz-Kreislauf- oder Stoffwechselerkrankungen.

Eine Bewegungstherapie kann das Krankheitsbild der Arthrose selbst kaum beeinflussen. Durch die Verbesserung der Muskelfunktion können die Schmerzen aber so gelindert werden, dass die Betroffenen wieder in der Lage sind, Alltagsanforderungen besser zu bewältigen.

Auch wenn Bewegungstherapie die Schmerzen wesentlich lindert, ist nicht zu erwarten, dass sie die Krankheit selbst beeinflusst wird. Allenfalls wäre denkbar, dass durch die antientzündlichen Effekte von regelmäßigem Training auch die Entzündung der Gelenkinnenhaut eingedämmt werden kann. Dieses Denkmodell lässt sich jedoch nicht durch entsprechende wissenschaftliche Untersuchungen stützen.

Vorsicht!

Eine Bewegungstherapie sollte nicht durchgeführt werden, wenn das Gelenk in einem akuten Arthroseschub entzündet ist. Falls es nach dem Training zu Schmerzen kommt, sollte die Therapie reduziert werden (gegebenenfalls können die Schmerzen mit nicht steroidalen Schmerzmitteln gelindert werden). Im Rahmen einer Bewegungstherapie sollten Belastungen mit hohen vertikalen Kräften oder Rotationen gemieden werden – das bedeutet, das reaktive Spielsportarten wie Tennis, Squash, Fußball, Volleyball usw. für Patienten mit Arthrose nicht geeignet sind.

GELENKERSATZ

Die operative Gelenkersatzchirurgie ist in den vergangenen Jahren zu einem festen Bestandteil im medizinischen Alltag geworden und so weit verbreitet, dass es bereits Spezialkliniken gibt, die ausschließlich künstliche Knie- und Hüftgelenke implantieren. Mittlerweile gibt es kein Gelenk mehr, an dessen Ersatzmöglichkeiten nicht gearbeitet würde.

Hier zu Lande wird oft bereits zu Gelenkersatzoperationen geraten, bevor alle Möglichkeiten einer konservativen Behandlung ausgeschöpft wurden. Es gibt Fälle, in denen ein gezieltes Training eine solche Operation nicht nur über Jahre hinauszögern, sondern sogar ersparen kann.

Kritiker unseres Gesundheitssystems monieren immer wieder eine unverhältnismäßig hohe Zahl von Gelenkersatzoperationen. Betrachtet man das Alter und die objektiven Beschwerden vieler Patienten, denen ein Hüftgelenkersatz empfohlen wird, kann man sich tatsächlich des Eindrucks nicht erwehren, als würde dieser Eingriff sehr frühzeitig empfohlen – lange bevor die Behandlung mit Medikamenten und andere Mittel wie Bewegungs- und Physiotherapie an ihre Grenzen gestoßen sind. Pikant ist der Umstand, dass solche Eingriffe für Ärzte und Kliniken finanziell äußerst lukrativ sind. Häufig handelt es sich bei den Schmerzen, die zu einer Operation führen, lediglich um muskuläre Verspannungen, die durch eine jahrelange Schonhaltung des Gelenks entstanden sind. Tatsächlich kann man durch eine gezielte Bewegungstherapie die Schmerzen wesentlich lindern und somit den Zeitpunkt eines möglicherweise notwendigen operativen Eingriffs um einige Jahre hinauszögern – wenn nicht sogar die Operation überflüssig machen.

Ein Beispiel aus der Praxis

Christoph W., Journalist bei einer großen Hamburger Sportzeitung, kam vor einigen Jahren in unser sportmedizinisches Institut, um eine zweite Meinung für einen empfohlenen Hüftgelenkersatzeingriff einzuholen. Sein behandelnder Orthopäde hatte dem damals 42-Jährigen wegen häufiger Hüftgelenkprobleme eine Operation nahegelegt. Bei einer ersten Untersuchung stellte sich schnell heraus, dass Christoph W. eine erhebliche muskuläre Dysbalance im Bereich der Hüfte zeigte. Die Hüftstreckmuskulatur war derart abgeschwächt und verspannt, dass sie eine normale Bewegung des Gelenks gar nicht mehr zuließ. Bereits nach wenigen Wochen gezieltem Kräftigungsprogramm, das durch umfangreiche Dehnübungen zur Verbesserung der Flexibilität ergänzt wurde, klangen die Beschwerden ab. Mittlerweile spielt Christoph W. wieder als Mittelfeldregisseur einer Freizeit-Hockeymannschaft – von einer Operation war nie mehr die Rede.

➤ Bewegungstherapie als Heilbehandlung vor und nach einer Operation

Selbst wenn eine Hüftgelenkersatzoperation unumgänglich scheint, kann gar nicht häufig genug darauf hingewiesen werden, wie wichtig eine Bewegungstherapie zum Muskelaufbau ist. In der Regel stellt ein derartiger Eingriff die letzte Option der Behandlung von langfristigen Gelenkbeschwerden dar, nachdem bereits über einen längeren Zeitraum konservative Therapieversuche (zum Beispiel mit schmerzlindernden Medikamenten) unternommen wurden. In dieser Zeit ist das Gelenk schmerzbedingt geschont und weniger bewegt worden – auf Kosten der gelenkumfassenden Muskulatur. Wenn diese Muskulatur typischerweise nach einer Operation noch weiter abnimmt, kommt es zu einem zusätzlichen Kraftverlust, der den Genesungsprozess beeinträchtigt. Erklärtes Ziel einer Rehabilitation nach einem operativen Eingriff muss daher die Wiedererlangung einer guten Muskelfunktion sein, um die operierten Gelenke zu stabilisieren. Aber nicht nur nach einer erfolgreichen Operation ist ein Muskelaufbautraining unbedingt notwendig. Immer deutlicher wird vielmehr, dass ein entsprechendes Training vor einer Gelenkersatzoperation die besten Voraussetzungen für einen erfolgreichen Eingriff schafft.

Nach einer Operation muss es das oberste Ziel sein, die Muskulatur zu stärken, um auf diese Weise die operierten Gelenke zu stabilisieren. Aber auch ein Muskelaufbautraining vor dem Eingriff ist sinnvoll, um den späteren Rehabilitationsprozess zu beschleunigen.

Der Tübinger Orthopädieprofessor Thomas Horstmann hat Patienten vor einem geplanten Hüftgelenkersatz gezielt die abgeschwächte Gesäßmuskulatur kräftigen lassen. Nach der Operation kam es zwar zu dem üblichen Kraftverlust, der aber nicht unter das Ausgangsniveau vor dem Training fiel. Im Gegensatz dazu verfügten Patienten, die kein Training vor der Operation durchgeführt hatten, über deutlich weniger Muskelkraft – mit der Konsequenz, dass sich der Rehabilitationsprozess erheblich verlängerte.

Natürlich sollte eine Bewegungstherapie nach einer Gelenkersatzoperation in erster Linie aus Übungen bestehen, die die gelenkumfassende Muskulatur kräftigen, sowie aus Koordinationsübungen, die die Gehfähigkeit wiederherstellen. Oftmals wird jedoch nicht bedacht, dass Arthrosepatienten aufgrund ihres Alters auch an – möglicherweise unerkannten – Erkrankungen des Herz-Kreislauf-Systems leiden können. Deshalb ist eine umfangreiche Untersuchung erforderlich, um die gesundheitliche Situation abzuklären und die besten Belastungsintensitäten für ein gleichzeitiges Herz-Kreislauf-Training zu ermitteln.

Rheumatoide Arthritis (chronische Polyarthritis)

Wenn man landläufig von »Rheuma« spricht, ist damit in der Regel die rheumatoide Arthritis gemeint. So wird eine chronische Entzündung bezeichnet, die den ganzen Körper betrifft und auch Lunge, Haut und Herz erfassen kann, die sich aber in besonderem Maße in den Gelenken bemerkbar macht. Entgegen der viel verbreiteten Meinung ist diese Erkrankung keine typische Alterserscheinung: Sie kann in allen Altersgruppen auftreten, auch wenn das Gros der Neuerkrankungen zwischen dem 45. und 65. Lebensjahr registriert wird. In Deutschland leiden etwa 800 000 Menschen an rheumatoider Arthritis, wobei Frauen dreimal häufiger betroffen sind als Männer.

Im Gegensatz zu allgemeinen Arthrosebeschwerden ist die rheumatoide Arthritis (oder chronische Polyarthritis) eine typische Autoimmunerkrankung, bei der das Immunsystem Antikörper gegen körpereigene Strukturen bildet. Sie löst eine Antigen-Antikörper-Reaktion aus, durch die es unter anderem zu einer chronischen Entzündung der Gelenkinnenhaut kommt. Die Krankheit verläuft schubweise: Phasen mit geringer Entzündung und Schmerzen wechseln mit hochaktiven schmerzhaften Entzündungsschüben ab. Da sie schleichend verläuft, bleibt die Krankheit meist lange Zeit unentdeckt. Ist sie weiter fortgeschritten, kann es zu einer Zerstörung der Gelenkstrukturen bis hin zur Entstehung bizarrer Verformungen kommen. Grundsätzlich können alle Gelenke betroffen sein; in der Regel treten die Beschwerden an mehreren Gelenken (meist an den Händen) auf. Die schmerzbedingte Inaktivität, die chronische Entzündungsreaktion sowie eine oftmals stattfindende Behandlung mit entzündungshemmenden Medikamenten (wie zum Beispiel Kortison) können die Entstehung einer Osteoporose verstärken.

Aufgrund der Schmerzen sind Rheumapatienten körperlich kaum aktiv, ihre Fitness nimmt immer mehr ab. Die Folge: Sie sind kaum noch belastbar und die Schmerzen werden stärker, sodass sich die Betroffenen noch weniger bewegen. So entsteht ein Teufelskreis.

Wer an rheumatoider Arthritis leidet, ist erheblich in seinen Alltagsaktivitäten eingeschränkt: Die Muskelkraft ist um 30 bis 70 Prozent, die allgemeine Fitness etwa um die Hälfte reduziert. Das geringe Leistungsvermögen wirkt sich negativ auf den Krankheitsverlauf aus: Die Schmerzen werden stärker, mit dem Resultat, dass die Betroffenen sich noch weniger bewegen. So entsteht ein Teufelskreis.

Zum Stand der Forschung

Ein Blick in die internationale Literatur zeigt, dass Bewegungstraining bei Rheumapatienten durchweg positiv beurteilt wird. Zwar wurden die meisten Untersuchungen mit Patienten durchgeführt, die durch die Krankheit noch nicht stark in ihrer Leistungsfähigkeit beeinträchtigt waren. Trotzdem ist die Furcht vor einer Verschlechterung durch ein Bewegungstraining unbegründet, da es in keinem Fall zu einer zusätzlichen Aktivierung der Erkrankung gekommen ist. Man kann vielmehr davon ausgehen, dass Patienten mit chronischer Polyarthritis von einer Trainingstherapie profitieren – unabhängig davon, ob die Erkrankung neu diagnostiziert wurde oder schon länger besteht.

In erster Linie soll eine Bewegungstherapie die Betroffenen dazu bringen, sich trotz krankheitsbedingter Einschränkungen adäquat zu bewegen, um ihre meist geringe allgemeine Fitness und Muskelkraft zu verbessern. Langfristiges Ziel muss sein, das Beweglichkeitsniveau zu steigern und einen frühzeitigen Tod durch Herz-Kreislauf-Erkrankungen zu verhindern. In einer kontrollierten Studie untersuchten de Jong und Mitarbeiter aus Maastricht 2003 den Effekt einer Bewegungstherapie bei 309 Rheumapatienten über einen Zeitraum von zwei Jahren. Das Training wurde zweimal pro Woche durchgeführt und bestand aus einem Ausdauertraining auf einem Fahrradergometer, einem Krafttraining in Form eines Sequenztrainings sowie einem abschließenden Spiel (Volleyball, Basketball, Badminton und sogar Fußball). Das Training dauerte jeweils 75 Minuten. Eine Überprüfung des Trainingseffekts erfolgte nach sechs Monaten und zwei Jahren. Das Resultat: Das relativ intensive Training verbesserte sowohl die Belastbarkeit im Alltag als auch den Gemütszustand der Patienten. Im Sinne einer Osteoporose-Prophylaxe verlangsamten sich bei den Betroffenen außerdem die Entkalkungsprozesse der Knochen.

Die vielen bislang durchgeführten Untersuchungen ergeben übereinstimmend, dass alle Formen von Training die Fitness und Muskelkraft von Rheumapatienten zwar erheblich verbessern, aber keine direkten Auswirkungen auf die Krankheitsursache selbst haben. Wie bei anderen Krankheiten, bei denen eine Entzündungsreaktion als Ursache angenommen wird (siehe zum Beispiel COPD, Seite 149ff.), scheint der Effekt einer Bewegungstherapie auf eine rheumatoide Arthritis darin zu bestehen, dass durch Muskelarbeit im Körper verschiedene antientzündlich wirkende Substanzen produziert werden, die unter anderem die Neubildung des Tumor-Nekrose-Faktors (TNF) unterdrücken (siehe Seite 79).

Das geeignete Training

Eine Trainingstherapie sollte individuell angepasst sein, anfangs unter Anleitung und Aufsicht durchgeführt werden und aus Ausdauer- und Krafttrainingsanteilen bestehen. Wie bei anderen Therapieformen hat sich auch bei rheumatoider Arthritis ein Training in Gruppen bewährt, bei dem gleichzeitig noch eine Verhaltensschulung erfolgen kann. Das Training sollte in das tägliche Leben integriert sein, das heißt, dass man statt mit dem Auto zu fahren das Fahrrad benutzt, Einkäufe selbst erledigt und Treppen steigt statt den Aufzug zu nehmen. Die Belastungsformen sollten in Abhängigkeit von den betroffenen Gelenken gewählt werden; bei Patienten mit Hüft-, Knie- oder Sprunggelenksbefall empfiehlt sich Schwimmen oder eine Belastung auf dem Fahrradergometer, obwohl vertikale Kräfte gut für die gleichzeitig auftretende Entwicklung einer Osteoporose sein können. Sinnvoll ist es außerdem, durch Krafttraining große Muskelgruppen zu stärken.

Vorsicht!

Bei akuter Gelenkentzündung – und vor allem wenn gleichzeitig auch andere Organe (Herzbeutel, Brust- oder Rippenfell) entzündet sind – sollte auf jeden Fall auf ein Bewegungstraining verzichtet werden. Nach einer eventuell notwendigen Gelenkoperation ist es besonders wichtig, dass insbesondere das Krafttraining unter Aufsicht und anfangs nur mit geringer Belastungsintensität durchgeführt wird.

Osteoporose

Bereits ab dem 25. Lebensjahr beginnt der Körper, Knochen abzubauen – mit jedem Lebensjahr verlieren wir dann etwa ein halbes Prozent unserer Skelettmasse. Bei vielen werden die Knochen jedoch viel schneller dünn und brüchig – sie leiden dann an einer Osteoporose. Wissenschaftlich formuliert, handelt es sich dabei um eine systemische Skeletterkrankung, die durch eine Verminderung der Gesamtknochenmasse und eine Verschlechterung der Mikroarchitektur des Knochengewebes gekennzeichnet ist. Ein derartig erkrankter Knochen hat gegenüber einem gesunden ein weitaus höheres Risiko zu brechen – bis hin zur so genannten Spontanfraktur.

Vor allem ältere Menschen leiden unter dieser oft sehr schmerzhaften Krankheit, die vielfach zu Invalidität und Pflegebedürftigkeit führt. In den letzten 20 bis 30 Jahren hat die Häufigkeit von Wirbelkörperbrüchen in Europa um das Vierfache zugenommen, die Anzahl der Frakturen im Bereich der Hüfte (Schenkelhals) sind um das Zwei- bis Dreifache gestiegen. In Deutschland sollen zwischen drei und sieben Millionen Menschen von Osteoporose betroffen sein – vor allem Frauen nach den Wechseljahren. Lange Zeit hat man deshalb die Veränderung des Hormonstatus für den beschleunigten Knochenverlust verantwortlich gemacht. Doch auch Männer bleiben von der Krankheit nicht verschont: Mittlerweile ist jeder fünfte Osteoporosepatient hier zu Lande ein Mann. In den letzten Jahren konnte in verschiedenen Studien nachgewiesen werden, welche entscheidende Rolle mechanische Faktoren – sprich Bewegung – bei der Knochenbildung spielen. Deshalb rückt nun neben der Abnahme der Geschlechtshormone und falscher Ernährung Bewegungsmangel als Ursache für den Knochenschwund mehr und mehr in den Vordergrund.

Eine wesentliche Voraussetzung für die Entstehung einer Osteoporose in der Menopause ist, dass die Knochenmasse zu Beginn dieser Lebensphase bereits wesentlich reduziert ist. Normalerweise verfügen Menschen im Alter zwischen 20 und 25 Jahren über die größte Knochenmasse. Neben einer gewissen genetischen Veranlagung sind eine adäquate Verfügbarkeit von Kalzium und Vitamin D für eine möglichst große, dichte und gesunde Knochenmasse wichtig. Aber auch regelmäßige körperliche Aktivität im Kindes- und Jugendalter führt zu einer vermehrten Knochenbildung. So konnte in einer großen holländischen Studie gezeigt werden, dass die Knochendichte im Becken- und Wirbelkörperbereich bei Jugendlichen in enger Beziehung dazu stand, wie körperlich aktiv sie waren. Vor diesem Hintergrund erhält auch ein Ausspruch des Londoner Kinderarztes Charles E. Dent neue Bedeutung, der bereits in den Siebzigerjahren Osteoporose als Alterserkrankung betrachtete, die ihre Wurzeln schon in der Kindheit hat: »Osteoporosis is a pediatric disease« – »Osteoporose ist eine Krankheit für die Kinderärzte.«

Zum Stand der Forschung

Die Auswirkungen von körperlichem Training auf den Verlauf der Osteoporose sind vielfach untersucht worden. Dabei hat sich immer wieder eindeutig gezeigt, dass Ausdauertraining den Mineralgehalt des Knochens verbessert. So wurde in einer Übersichtsanalyse unter Einbeziehung von insgesamt 1423 Frauen nach der Menopause der Mineralgehalt nach einem Ausdauer- oder Krafttraining bestimmt. Beide Trainingsformen verbesserten die Knochendichte an verschiedenen Stellen des Skeletts – unabhängig davon, ob die Studienteilnehmerinnen unter einer Osteoporose litten oder nicht. Zu den Trainingsformen gehörten unter anderem einfaches Walken sowie ein moderates Krafttraining mit leichten Gewichten.

Ausdauertraining führt dazu, dass sich der Mineralgehalt der Knochen verbessert. Wer an Osteoporose leidet, kann aber auch noch in anderer Hinsicht von einer Bewegungstherapie profitieren: Wenn die Koordination trainiert wird, bewegen sich die Betroffenen sicherer, und das Risiko von Stürzen nimmt ab.

Das Training wirkt sich aber nicht nur positiv auf die Knochendichte aus – als positiver Nebeneffekt werden auch die Koordinationsfähigkeit und die Motorik im Alltag verbessert. Damit sinkt das Risiko zu stürzen und folglich das Risiko von Knochenbrüchen. Dieser Zusammenhang wurde in einer so genannten Metaanalyse von verschiedenen Studien deutlich, in der insgesamt 1016 Frauen im Alter zwischen 65 und 97 Jahren untersucht wurden. Nach einem kombinierten Kraft- und Koordinationstraining ging die Anzahl der häuslichen Stürze und der dadurch verursachten Hüftfrakturen um 37 Prozent zurück. Dieses Training war umso effektiver, je älter die Teilnehmerinnen waren.

Das geeignete Training

Ein Ausdauertraining führt nachweislich zu einer verbesserten Mineralisierung der Knochen. Es ist zwar gut belegt, dass Kraftbelastungen in der Jugend eine Zunahme der Knochendichte bewirken – die medizinischen Erkenntnisse über die Effizienz eines Krafttrainings auf den Kalksalzgehalt bei Älteren sind jedoch nicht eindeutig. Bei älteren Patienten sollte eine Kombination aus Kraft-, Ausdauer- und vor allem Koordinationstraining durchgeführt werden. Bei der Erstellung eines Trainingsprogramms zur Osteoporosetherapie ist zu beachten, dass die Kräftigungsübungen die Alltagsbelastung deutlich übersteigen sollten. Nicht die Dauer des Trainings ist entscheidend, sondern die Häufigkeit und vor allem die Größe der beim Training entstehenden vertikalen Kräfte bestimmen den knochenanabolen (also knochenbildenden) Effekt (siehe auch Seite 31): Sowohl bei Männern als auch bei Frauen kommt es zu einer Querschnittszunahme und einer Vergrößerung der Knochen. Zusätzlich nimmt die Muskelkraft zu, wovon ältere Patienten zum Beispiel auch mit Blick auf eventuell vorliegende Arthrosen profitieren. Eine ganz wichtige Rolle spielt sicherlich auch, dass durch ein derartiges Training die Koordinationsfähigkeit verbessert wird. Die Betroffenen bewegen sich dann sicherer im Alltag und stürzen seltener – das Frakturrisiko kann deutlich gesenkt werden.

› Vorsicht!

Grundsätzlich gibt es keine Einschränkungen für eine Bewegungstherapie. Es ist jedoch wichtig, beim Training die Sturzgefahr auszuschließen und damit das Risiko von Knochenbrüchen zu reduzieren. Gefahren kann auch die Intensität des Trainings bergen: So kam es beim Training in einer Gruppe hochbetagter Frauen zu einigen Ermüdungsbrüchen des Schienbeins, weil die Belastung zu hoch war.

Krebserkrankungen

Etwa 25 Prozent der Deutschen sterben an Krebs: Darmkrebs sowie Brustkrebs bei Frauen und Prostatakrebs bei Männern sind die häufigsten Formen der Neuerkrankungen. Die präventive Wirkung von körperlicher Aktivität für einige Krebsformen ist mittlerweile in der Forschung unbestritten (siehe Seite 46f.). Aber auch in der Krebstherapie und -nachsorge kann Bewegung eine wichtige Rolle spielen.

Unter Krebs versteht man eine Gruppe von Krankheiten, bei denen Körperzellen unkontrolliert wachsen. Sie dringen in benachbartes, gesundes Gewebe ein, verdrängen es oder verbinden sich untrennbar mit ihm und zerstören es dabei. Das neu entstehende Gewebe (Tumor, »Geschwulst«) streut bösartige Zellen, die durch die Blut- oder Lymphbahnen in andere Körperteile gelangen und dort ihrerseits mit der Neubildung von entartetem Gewebe beginnen und Tochtergeschwulste, so genannte Metastasen, bilden. Der Grundmechanismus für die Entstehung aller Krebsformen ist eine Entartung des genetischen Zellmaterials durch verschiedene Einflüsse, die als Mutationen bezeichnet werden. Dies können Umweltfaktoren, wie zum Beispiel Strahlen, aber auch Tabakrauch, Infektionen sowie möglicherweise auch Fehler in der Ernährung sein. Sie stören die Prozesse, die die Lebensdauer und die Teilung von Zellen steuern, sodass Krebszellen sich unbehindert und unkontrolliert entwickeln.

Krebs zeigt sich in vielen verschiedenen Formen, die nach der Art des Tumors und seiner Lage unterschieden werden. Allen Krebserkrankungen ist gemeinsam, dass sie sich mit einem zunächst schleichenden, dann aber ausgeprägten Gewichtsverlust (Kachexie) äußern, der mit einer Abnahme der Muskelmasse und damit der Kraft und Leistungsfähigkeit einhergeht. An Krebs Erkrankte fühlen sich schwach und haben wenig Appetit. In der Regel führen auch die Therapie (chirurgische Tumorentfernung, Chemotherapie, Bestrahlung oder eine Kombination aus den verschiedenen Verfahren) und die psychische Belastung einer Krebserkrankung zu einer eingeschränkten Leistungsfähigkeit und einer deutlich herabgesetzten Lebensqualität. Die Betroffenen bewegen sich zu wenig und vermeiden körperliche Anstrengung. Gerade eine Chemotherapie beeinträchtigt das Wohlbefinden so stark, dass körperliche Inaktivität oftmals unausweichlich ist. Die Folge: Die reduzierte Muskelmasse führt zu einem weiteren Leistungsverlust, was die Motivation, sich zu bewegen, weiter schmälert. Ein (und sei es noch so minimales) Trainingsprogramm kann diesen Kreislauf durchbrechen: Denn wer körperlich aktiv ist, verbessert seine Leistungsfähigkeit im Alltag – mit allen daraus resultierenden physischen und psychischen Vorteilen. Darüber hinaus berichten Onkologen immer wieder, dass eine gute körperliche Fitness bei Patienten mit neu entdeckten Karzinomerkrankungen die Durchführung einer aggressiveren Chemotherapie ermöglicht, weil die Betroffenen dann höhere Dosierungen tolerieren können.

Krebspatienten sollten ein (und sei es noch so eingeschränktes) Trainingsprogramm durchführen: Denn wer körperlich aktiv ist, verbessert seine Leistungsfähigkeit im Alltag – mit allen psychischen und physischen Vorteilen, die daraus resultieren.

Zum Stand der Forschung

Zahlreiche epidemiologische Untersuchungen haben nachgewiesen, dass regelmäßige körperliche Aktivität einen vorbeugenden Effekt auf fast alle Arten von Krebserkrankungen hat. Das wurde in beeindruckender Weise in einer Metaanalyse verschiedener Studien von Anne Sofie Furberg und

Inger Tune von der Universität Tromsö in Norwegen gezeigt. Dabei war die präventive Wirkung gerade bei Darm- und Brustkrebs umso ausgeprägter, je höher das Ausmaß der körperlichen Aktivität war. Einen Hinweis auf eine direkte Beeinflussung einer bereits diagnostizierten Brustkrebserkrankung lieferte die 2005 publizierte Untersuchung von Michelle D. Holmes von der Harvard Medical School in Boston. Im Rahmen der Nurses Health Study, bei der seit 1976 über viele Jahre die Krankengeschichten von insgesamt fast 170 000 Frauen beobachtet werden, wertete sie die Daten von etwa 3000 Brustkrebspatientinnen aus. Auch hier zeigte sich eine eindeutige Dosis-Wirkung-Beziehung: Je körperlich aktiver die Frauen waren, umso niedriger war die Sterberate.

Auch an der schon angesprochenen Universität von Tromsö hat man die Resultate verschiedener Studien einer Bewegungstherapie bei Krebspatienten ausgewertet. Dazu erfasste man die Daten von fast 1500 Patienten mit verschiedenen Krebserkrankungen, die überwiegend eine Therapie aus Chemotherapie, Bestrahlung, Knochenmarktransplantation oder Hormonsubstitution erhielten. Die Bewegungstherapie bestand aus einem im Durchschnitt drei- bis fünfmal pro Woche durchgeführten 20- bis 30-minütigen ausdauerbetonten Training (Walking oder Fahrradergometer). Bei den Patienten, die regelmäßig trainierten, verbesserte sich die allgemeine Fitness, Muskelkraft und Körpergewicht nahmen zu; Erschöpfung und Übelkeit traten seltener auf, Selbstbewusstsein und Lebenszufriedenheit stiegen an.

Es fehlen zwar noch die endgültigen Belege dafür, dass es tatsächlich gelingt, mit einem Bewegungsprogramm das Fortschreiten einer Krebserkrankung zu verhindern. Fest steht aber, dass Bewegung nicht nur die Fitness und das allgemeine Wohlbefinden der Patienten stärkt, sondern auch eine wichtige psychologische Bedeutung hat: Die Betroffenen lernen, sich wieder mit ihrem Körper auseinander zu setzen, der sie zuvor »im Stich gelassen« hat. Bei der Suche nach Erklärungen, warum eine Bewegungstherapie bei Krebserkrankungen positive Effekte zeigt, kommt immer wieder das Immunsystem ins Spiel, das durch Körperarbeit positiv beeinflusst wird und durchaus auch bei der Bekämpfung von entarteten Zellen eine entscheidende Rolle spielt (siehe auch Seite 78ff.).

Das geeignete Training

Ein bewegungstherapeutisches Trainingsprogramm für Krebspatienten muss unbedingt individualisiert und vor allem kontrolliert werden; es sollte sowohl ausdauer- als auch kraftbetonte Anteile enthalten. Die Patienten sollten möglichst vor und nicht direkt während einer Chemotherapie mit einem Bewegungsprogramm beginnen – während dieser Therapie sind die Betroffenen häufig körperlich und vor allem psychisch erschöpft. Eine Bewegungstherapie sollte deshalb anfangs mit niedrig dosierten Ausdauerbelastungen bei etwa 50 bis 70 Prozent der Intensität der anaeroben Schwelle beginnen und dann allmählich in Intensität und Dauer gesteigert werden.

Das Ausdauertraining sollte mit einem allgemeinen Krafttraining kombiniert werden, um die verlorene Muskulatur wieder aufzubauen. Auch hier sollte zunächst mit ganz leichten Gewichten begonnen und Lasten gewählt werden, mit denen 25 bis 30 Wiederholungen problemlos möglich sind. Gerade bei Krebspatienten ist aufgrund der stark unterschiedlichen Krankheitsbilder besonders darauf zu achten, dass allgemeine Empfehlungen für ein Bewegungstraining zurückhaltend gegeben und Kontraindikationen berücksichtigt werden müssen.

Vorsicht!

Während einer akuten Chemo- oder Strahlentherapie sollte auf eine Bewegungstherapie verzichtet werden, das Gleiche gilt bei Fieber und einer erniedrigten Leukozytenzahl. Eine relative Kontraindikation bilden Knochenmetastasen, durch die ein erheblich erhöhtes Frakturrisiko gerade bei Kraftbelastungen besteht. Bei Infekten sollte eine Trainingstherapie unterbrochen werden. Nach Brustoperationen kann es bei Frauen durch die Entfernung der Lymphknoten zu einem Stau des Lymphflusses kommen. Deshalb sollte eine zu starke Beanspruchung der Armmuskeln vermieden werden.

Depression und Angststörung

Ein Bereich, in dem Bewegung eine medikamentöse Therapie effektiv ergänzen, ja mitunter sogar ersetzen kann, ist die Behandlung von Depressionen und Angststörungen. In Deutschland leiden mindestens vier, vielleicht sogar acht Millionen Menschen an einer Depression. Nur etwa die Hälfte aller Depressionen wird erkannt, und davon bleibt wiederum die Hälfte unbehandelt. Insbesondere bei Männern, die eine psychische Krankheit für stigmatisierend halten und sie verheimlichen, ist die Dunkelziffer hoch. Grundsätzlich sind Frauen doppelt so häufig betroffen wie Männer.

Depression ist eine der am weitesten verbreiteten psychischen Erkrankungen. Nach Schätzungen der Weltgesundheitsorganisation (WHO) leiden weltweit zwischen 120 und 200 Millionen Menschen an einer Depression. Die Krankheit macht sich in verschiedenen Symptomen bemerkbar, die vielfältig und nicht immer leicht zu erkennen sind. Generell leiden die Betroffenen unter einer länger andauernden gedrückten Stimmung und Niedergeschlagenheit. Sie sind antriebslos und verlieren das Interesse an normalen Alltagsaktivitäten und Dingen, die ihnen früher wichtig waren (zum Beispiel Hobbys). Sie können sich nicht mehr freuen und empfinden häufig eine diffuse Angst. Depressive berichten aber auch von zunehmender Gefühllosigkeit und innerer Leere. Sie wirken verlangsamt und gehemmt oder innerlich angespannt, unruhig und fahrig. Oft fühlen sie sich ohne Grund müde, obwohl sie sich kaum körperlich anstrengen, und klagen über einen allgemeinen Energieverlust. Ihr Essverhalten ist gestört, was sich sowohl in Heißhungerattacken als auch in Appetitlosigkeit bemerkbar machen kann. Auch Schlafstörungen sind charakteristisch für eine Depression. Häufig sind die Betroffenen morgens noch todmüde und finden nur schwer in ihren Tagesablauf.

Sich zu konzentrieren wird für die Erkrankten immer schwieriger. Das Denken ist verlangsamt und kreist sinnlos um sich selbst. Sie haben größte Mühe, Entscheidungen zu treffen oder einfachste Tätigkeiten wie Einkaufen und Abwaschen zu verrichten. Depressive haben meist ein gestörtes Selbstwertgefühl: Sie fühlen sich nutzlos, minderwertig und schuldig. Ihre Hilf- und Hoffnungslosigkeit kann so groß sein, dass sie eine Todessehnsucht entwickeln, die im Extremfall zum Selbstmord führen kann.

Oft leiden auch Menschen mit Angststörungen zusätzlich unter einer Depression. Sie haben schwere Angstgefühle vor verschiedenen, teilweise ganz alltäglichen Situationen oder Objekten, spontan auftretende Angstattacken (Panikstörungen) oder eine diffuse, allgemeine Angst über einen Zeitraum von mehreren Monaten. Bekannt sind unter anderem Tierphobien, Flugangst, die Angst vor dem Aufenthalt in geschlossenen Räumen oder auf freien Plätzen oder Angst vor bestimmten Situationen (soziale Phobie), die dann oftmals in eine Vermeidungsreaktion führt, in denen Patienten mit diesen Störungen alles tun, um ein Eintreten derartiger Situationen zu verhindern. Depressionen treten aber auch häufig in Verbindung mit anderen Erkrankungen auf. Bekannt sind depressive Zustände bei schweren bösartigen Erkrankungen, nach Schlaganfall, Herzinfarkt aber auch bei Frauen nach der Geburt ihres Kindes (Wochenbettdepression).

Die häufigste Form einer depressiven Erkrankung ist die so genannte depressive Episode (auch Major Depression genannt), die einmalig oder wiederholt auftreten kann. Sie wird je nach Anzahl unterschiedlicher Symptome als leicht, mittelgradig oder schwer eingestuft und ist von unterschiedlicher Dauer (meist mehrere Monate). Zwischen den Episoden können Wochen, aber auch Jahrzehnte liegen. Eine leichtere, aber lang anhaltende Depressionsform wird anhaltende affektive Störung, depressive Neurose oder depressive Persönlichkeitsstörung genannt.

Die Depression ist auch Teil einer psychischen Störung, die als bipolare affektive Störung (umgangssprachlich: manisch-depressive Krankheit) bezeichnet wird. Bei Patienten mit dieser Erkrankung wechseln Phasen von tiefer Niedergeschlagenheit mit überschießender Lebensfreude, übermäßigem Selbstbewusstsein und einem Gefühl der Unbesiegbarkeit ab. Manche Typen finden sich nur zu bestimmten Jahreszeiten, wie die Winterdepression, die durch Lichtmangel begünstigt wird; andere treten nur in einzelnen Lebensabschnitten auf, so zum Beispiel die Altersdepression.

Die verschiedenen Ursachen, die zu einer Depression führen können, sind oft nicht scharf voneinander zu trennen und können zudem in gegenseitiger Wechselwirkung stehen. Auf jeden Fall spielen sowohl biologisch-genetische als auch soziale und psychologische Faktoren eine Rolle: Aus Zwillings- und Adoptivstudien lässt sich schließen, dass es eine genetische Disposition für eine Depression gibt. Diese Untersuchungen zeigen aber auch, dass dieses erhöhte Risiko nicht notwendigerweise zu einer Erkrankung führen muss, wenn nicht weitere ungünstige Umstände dazukommen: Das können aktuelle oder zurückliegende Stresssituationen sein, aber auch seelisch belastende Erfahrungen wie Entwertung, Erniedrigung, Verlust und Hilflosigkeit bzw. die daraus entstehenden negativen Denk- und Verhaltensmuster.

Zahlreiche Untersuchungen haben zudem nachgewiesen, dass bei Depressiven ein Mangel an Noradrenalin und dem »Glückshormon« Serotonin vorliegt. Diese beiden im Körper synthetisierten Hormone sind so genannte Neurotransmitter, Botenstoffe, die den Nervenzellen im Gehirn Informationen übermitteln. Es ist allerdings umstritten, ob die Veränderung im Hormonspiegel als Ursache oder Folge der depressiven Erkrankung zu werten ist.

Viele Studien untermauern die Vermutung, dass es eine genetische Veranlagung für eine Depression gibt. Depressive haben außerdem einen Mangel an den Hormonen Noradrenalin und Serotonin – allerdings ist nicht bewiesen, ob dies eine Ursache oder eine Folge der Erkrankung ist.

Eine Depression wird je nach Form und Ursache meist mit Medikamenten und Psychotherapie (häufig auch in Kombination) behandelt: Bevor mit der längerfristigen Behandlung einer Depression begonnen werden kann, muss das primäre Ziel einer Therapie eine Entlastung sowie eine Reduzierung der Selbstmordgefährdung sein. Dies gelingt anfangs oftmals nur durch die Gabe eines Beruhigungsmittels. Zur medikamentösen Therapie der Depression stehen verschiedene, teilweise hochwirksame Medikamente zur Verfügung. Der zentrale Wirkmechanismus dieser Substanzen liegt darin, die Konzentration von Serotonin und Noradrenalin im Gehirn zu regulieren.

Selektive Serotoninwiederaufnahmehemmer (selective serotonin reuptake inhibitors; SSRI) hemmen die Wiederaufnahme des Serotonins im Gehirn und bewirken dadurch eine höhere Konzentration dieses stimmungsaufhellenden Hormons. Sie wirken selektiv und haben wenig Nebenwirkungen. Deshalb werden sie heute häufiger eingesetzt als die »klassischen« trizyklischen Antidepressiva (TZA). Diese sorgen zwar ähnlich wie SSRI für eine höhere Konzentration von körpereigenen Botenstoffen (Serotonin und Noradrenalin), allerdings muss man bei ihnen mit teils erheblichen Nebenwirkungen rechnen (zum Beispiel Verstopfung, Müdigkeit, Muskelzittern und Blutdruckabfall, tödliche Wirkung bei Überdosierung).

Zum Stand der Forschung

Neben den zahlreichen positiven Effekten auf somatische (also den Körper betreffende) Krankheitsbilder lassen sich auch hervorragende Auswirkungen einer Bewegungstherapie auf psychische Störungen nachweisen. Verschiedene Untersuchungen belegen die Beeinflussung eines depressiven Krankheitsbildes durch trainingstherapeutische Interventionen. Sie wirken bei Patienten mit leichter bis mittelgradiger Depression und scheinen eine Ergänzung, ja möglicherweise sogar eine Alternative zur herkömmlichen medikamentösen und psychotherapeutischen Therapie der Depression zu sein.

In den Achtzigerjahren untersuchten die norwegischen Forscher Martinsen und Sandvik bei 50 stationären Patienten mit einer ausgeprägten Depression den Einfluss eines dreimal pro Woche durchgeführten Ausdauertrainings. Eine Kontrollgruppe erhielt eine einfache Ergotherapie, alle Patienten gleichzeitig eine übliche psychotherapeutische Behandlung. In der Trainingsgruppe kam es zu einer deutlich stärkeren Verbesserung der Depression als in den Kontrollgruppen. Dabei verringerten sich die Krankheitssymptome in demselben Maß, wie die körperliche Fitness zunahm. In späteren Studien wurden auch die Effekte von Krafttraining auf die Depression untersucht. Bekannt geworden sind die

Ergebnisse der Wissenschaftlerin Fiatarone Singh von der Tufts-Universität in Washington, die bei älteren depressiven Patienten ausgeprägte antidepressive Effekte durch ein gezieltes Krafttraining nachweisen konnte.

Die Wirkung von verschiedenen therapeutischen Interventionen untersuchten 1999 James Blumenthal und Mitarbeiter von der Duke-Universität in Durham (North Carolina) bei einer Gruppe von 156 älteren Patienten mit mittelgradiger bis schwerer Depression: Es wurden drei Gruppen gebildet, die entweder ein Ausdauertraining absolvierten, eine Therapie mit einem Antidepressivum oder eine Kombination von beidem erhielten. In allen Gruppen kam es zu einer Verbesserung der depressiven Symptomatik. Bemerkenswert ist die Tatsache, dass ein reines Ausdauertraining ohne die gleichzeitige Gabe von Medikamenten genauso gut wirkte wie eine psychopharmakologische Behandlung.

In Untersuchungen konnte gezeigt werden, dass ein Ausdauertraining bei Depressiven genauso effektiv wirken kann wie eine medikamentöse Behandlung. Weil das Training zugleich das Selbstwertgefühl steigerte, wurden außerdem deutlich weniger Rückfälle beobachtet.

Interessant ist auch, dass bei einer Nachbeobachtung vier und sechs Monate nach Abschluss der Untersuchung die Teilnehmer der Sportgruppe eine deutlich niedrigere Rückfallrate aufwiesen als die Kontrollgruppe. Die Forscher führen dieses Phänomen darauf zurück, dass die Probanden durch den regelmäßigen Sport ein größeres Selbstvertrauen und einen höheren Grad an Selbstwertgefühl entwickelten und die positiven Auswirkungen des Trainings auch auf andere Aktivitäten des täglichen Lebens übertragen konnten.

In ähnlicher Weise wurden auch bewegungstherapeutische Effekte bei Patienten mit Panikstörungen wie Platzangst untersucht. Auch hier konnte man eine deutliche Besserung des Zustands nach einem zehnwöchigen Ausdauertrainingsprogramm (drei- bis viermal pro Woche 5 bis 6 km

Joggen) beobachten. Als Nebeneffekt kam es, wie nicht anders zu erwarten, auch zu einer Abnahme der gleichzeitig vorhandenen depressiven Symptomatik.

Was Patienten mit Angststörungen als Veränderungen ihres Körpers während einer Angstattacke wahrnehmen – Herzrasen, Schwitzen, schneller Atem und leichtes Schwindelgefühl durch Hyperventilation –, erleben sie bei körperlicher Aktivität als völlig normale physiologische Reaktion. Die Verknüpfung dieser Gefühle mit Angst wird auf diese Art und Weise reduziert. Daneben scheint durch Bewegung aber auch ein genereller Schutz vor Angstattacken zu entstehen: Man kann durch die Gabe bestimmter Substanzen auch bei Gesunden eine Angstattacke auslösen. Nach einer 30-minütigen Ausdauerbelastung auf einem Laufbandergometer war das Ausmaß dieser Attacke deutlich geringer als ohne eine vorangegangene Belastung. Bei einer speziellen Art der Phobie, bei der der Kontakt mit anderen Menschen aufgrund eines vermeintlichen Minderwertigkeitsgefühls vermieden wird, kann ein durch ein Trainingsprogramm ausgelöstes verbessertes Aussehen (beispielsweise nach einem Krafttraining) das Selbstwertgefühl stärken und dadurch zur Linderung oder gar Überwindung dieser Störung beitragen.

Die durch eine Bewegungstherapie gesteigerte allgemeine Fitness dürfte bei psychiatrischen Patienten den positiven Effekt haben, dass sie das Risiko von Herz-Kreislauf-Erkrankungen deutlich verringert – gerade depressive Menschen sind in der Regel körperlich wenig aktiv. Allerdings scheint diese Verbesserung der allgemeinen Fitness keine Voraussetzung für die antidepressive Wirkung zu sein. Der Grund hierfür ist vielmehr, dass es durch die vermehrte Bewegung zu einer gesteigerten Ausschüttung von Botenstoffen kommt:

Damit der Körper Serotonin bilden kann, ist die Aminosäure Tryptophan nötig, die normalerweise im Blut an ein Transporteiweiß gebunden ist. Wenn man längere Zeit körperlich aktiv ist – wie zum Beispiel bei einer Ausdauerbelastung – kommt es zu einer Erhöhung von Fettsäuren im Blutplasma, die das Tryptophan von den Trägereiweißen verdrängen. Es steht jetzt für die Synthese von Serotonin zur Verfügung und kann die Konzentration dieses stimmungsaufhellenden Hormons erhöhen. Das würde erklären, warum nicht nur Depressive bei körperlicher Aktivität eine Verbesserung ihres psychischen Wohlbefindens erfahren.

Wenn wir uns bewegen, kann der Körper vermehrt das »Glückshormon« Serotonin bilden. Dies ist eine der wichtigsten Erklärungen dafür, warum ein regelmäßiges Ausdauertraining eine antidepressive Wirkung hat.

Tierversuche bestätigen diese Annahme: Verschiedene Studien belegen, dass man bei Ratten, nachdem sie sich eine Stunde im Laufrad bewegt haben, eine erhöhte Serotoninkonzentration im Gehirn nachweisen kann. Dieser Effekt kann noch deutlich gesteigert werden, wenn man den Tieren zuvor Tryptophan gibt. Eine erhöhte Serotoninkonzentration im Gehirn trainierender Menschen könnte auch erklären, warum man bei vielen Ausdauersportlern, wenn sie ihr Training plötzlich – etwa wegen einer akuten Verletzung – absetzen müssen, depressive Stimmungen beobachten kann, die teilweise als Entzugserscheinungen gedeutet werden. In der angloamerikanischen Literatur wird in diesem Zusammenhang von »runners addiction« gesprochen und damit die fast schon an Sucht grenzende Abhängigkeit des Läufers von seiner gewohnten Serotoninproduktion beschrieben.

Neben der Erhöhung der Serotoninkonzentration können auch andere Effekte von körperlicher Aktivität antidepressiv wirken: So finden sich bei Patienten mit verschiedenen Formen psychischer Erkrankungen (Depression, Manie, Essstörungen, schizophrene Psychosen usw.) im Vergleich zu

Gesunden erniedrigte Konzentrationen von peripheren und zerebralen Nervenwachstumsfaktoren. Diese werden aber gerade durch regelmäßige körperliche Aktivität vermehrt gebildet. Dies wird auch als Grund für die immer deutlicher werdenden Zusammenhänge zwischen regelmäßiger Aktivität und der Verbesserung kognitiver Fähigkeiten angesehen (siehe Seite 44). Die Bedeutung dieser Faktoren ist in den letzten zehn Jahren zunehmend erkannt worden. Sie spielen eine wesentliche Rolle bei den Prozessen, die als »Plastizität« des Gehirns bezeichnet werden – also der Fähigkeit von einzelnen Hirnarealen, sich in Abhängigkeit ihrer Verwendung zu verandern.

Das geeignete Training

Patienten mit Depression sind aufgrund ihrer Krankheit besonders schwer zu einer auch nur geringfügigen Veränderung ihres Lebensstils zu motivieren – die Antriebslosigkeit ist ja gerade das wesentliche Symptom der Erkrankung. Der Psychiater Andreas Brooks aus Lübeck hat einen Leitfaden entwickelt, in dem er detailliert beschreibt, worauf depressive Patienten vor Beginn eines Ausdauertrainings achten sollten. Dieser Leitfaden hilft den Betroffenen bei der Planung ihrer Aktivität und versucht, typische Ausreden zu entkräften, die angeführt werden, um mit dem geplanten Trainingsprogramm nicht beginnen zu müssen, zum Beispiel »weil jetzt gerade keine geeigneten Schuhe vorhanden sind«.

Weil sie oftmals körperlich nicht fit sind, ist es für Patienten mit psychiatrischen Erkrankungen besonders wichtig, sich ärztlich untersuchen zu lassen, bevor sie mit einem regelmäßigen Training beginnen: Unabdingbar sind eine umfangreiche sportmedizinische Untersuchung einschließlich eines

Belastungs-EKGs und eine Überprüfung des Bewegungsapparats, um eventuelle orthopädische Kontraindikationen auszuschließen. Dazu muss das Training klar strukturierte Trainingseinheiten umfassen und unter Anleitung eines Therapeuten durchgeführt werden. In der Regel wird zwei- bis viermal pro Woche ein Ausdauertraining (Joggen) durchgeführt, wobei die Patienten jeweils vier bis sechs Kilometer zurücklegen. Dabei soll die Belastung anfangs gerade so intensiv sein, dass die Patienten diese Strecke ohne Pause bewältigen können. Erst nachdem sich die allgemeine Leistungsfähigkeit allmählich verbessert hat, sollte dann ein etwas zügigeres Tempo gelaufen werden.

Vorsicht!

Gegenanzeigen für eine Bewegungstherapie bei Patienten mit psychiatrischen Erkrankungen sind nicht bekannt. Allerdings sollte auf einige besondere Aspekte Rücksicht genommen werden, damit eine Bewegungstherapie nicht kontraproduktiv wirkt: Bei Patienten mit Depression sollte ein besonderes Augenmerk auf die geeigneten Belastungsintensitäten gelegt werden. Wird die Belastung anfangs so hoch gewählt, dass sie nicht über den vorgesehenen Zeitraum durchgehalten werden kann, wirkt das auf die Betroffenen unter Umständen so frustrierend, das ihr depressiver Zustand weiter verstärkt wird. Wenn Patienten mit Depression die Trainingseinheit vorzeitig beenden müssen, neigen sie leicht zu Selbstvorwürfen, die dazu führen, dass sie das ganze Trainingsprogramm abbrechen.

Bewegungstherapie auf Krankenschein?

Vielleicht wird sich der eine oder andere an dieser Stelle des Buches fragen, warum er von seinem behandelnden Arzt nicht schon einmal über die Möglichkeiten einer Bewegungstherapie informiert worden ist. Die Antworten sind vielschichtig:
In der Diskussion wird häufig das Argument angeführt, dass Bewegung ein Mittel der Prävention oder eine Form von Lifestyle sei, für das die Patienten in der Regel selbst zuständig sind. Krankenkassen bieten zwar seit einigen Jahren zunehmend Präventionsprogramme an, doch muss man diese, wenn man den damit verbundenen finanziellen Aufwand betrachtet, eher als Goodwill-Aktionen einordnen. Erhebungen, ob ein Präventionsprogramm bei den Teilnehmern nachhaltig zu einer positiven Veränderung des Lebensstils führte, erfolgen in der Regel nur selten.
Tatsächlich kann man sich des Eindrucks nicht erwehren, als würde Prävention trotz gegenteiliger Beteuerungen noch immer als ein gesundheitspolitisches Feigenblatt betrachtet. Dabei wird viel zu wenig zur Kenntnis genommen, dass Bewegung ebenso wie ein Medikament als echtes Therapeutikum eingesetzt werden kann.
Bewegung als Therapie findet sich im deutschen Gesundheitssystem zwar in verschiedenen Formen: Sie bildet eine zentrale Säule krankengymnastischer und physiotherapeutischer Maßnahmen und kann auch über die gesetzlichen Kostenträger abgerechnet werden. Leider beschränkt sich die Indikation für derartige Maßnahmen jedoch beinahe ausschließlich auf orthopädische Krankheitsbilder sowie chronische und hartnäckige Schmerzzustände. (Dass die den niedergelassenen Ärzten dafür in ihrem Budget zur Verfügung stehenden Beträge allerdings bei Weitem nicht ausreichen, um den Bedarf auch nur annäherungsweise zu decken, ist ein ganz anderes Problem.) Ein aus bewegungstherapeutischer Sicht sinnvolles Gerätetraining bei einem übergewichtigen Patienten mit allen Symptomen des Metabolischen Syndroms (beispielsweise in Form eines kontrollierten Trainings auf einem Fahrradergometer) ist zur Zeit noch nicht möglich.

Auf dem Vormarsch: Rehabilitationssportgruppen

Gesetzlich versicherte Patienten mit Herz-Kreislauf- oder Stoffwechselerkrankungen haben bislang nur die Möglichkeit, an bewegungstherapeutischen Programmen teilzunehmen, die von Sportvereinen, Volkshochschulen oder anderen Organisationen angeboten werden und über die Krankenkassen abgerechnet werden können. Dieses Modell hat sich seit den Siebzigerjahren bei Koronarsportgruppen bewährt, in denen Patienten nach stationärer Rehabilitation (zum Beispiel nach einem Herzinfarkt) in einem aus verschiedenen Eckpfeilern bestehenden Rehabilitationsprogramm für den

Alltag fit gemacht werden. Hierzu gehören neben dem Bewegungstraining auch Entspannungsübungen, Gruppengespräche sowie Schulungen im Umgang mit der Krankheit. Nach diesem Muster werden inzwischen auch Programme für andere Erkrankungen angeboten: Es gibt Sportgruppen für Patienten mit Bluthochdruck, Fettleibigkeit (Adipositas), Brustkrebs, Osteoporose oder Asthma.

Für manche eine Hürde: Training in der Gruppe

Bei diesen Angeboten liegt das Problem allerdings darin, dass die Patienten gezwungen sind, sich in Gruppen zu integrieren – mit allen Vor- und Nachteilen, die daraus erwachsen können. Einigen hilft der Kontakt mit anderen Betroffenen, sie suchen den Erfahrungsaustausch und lassen sich von der Gruppe motivieren. Andere hingegen, die nach einer stationären Rehabilitationsmaßnahme mit einer Bewegungstherapie angefangen haben, werfen auf dem weiteren Weg zu einer nachhaltigen Lebensstilveränderung das Handtuch, weil die strukturellen Voraussetzungen nicht gegeben sind. Sie scheuen sich, unmittelbar nach ihrem Reha-Aufenthalt an einem Gruppentraining teilzunehmen – zum Beispiel weil sie sich noch nicht fit genug fühlen oder auch falsche Vorstellungen von Vereinen haben. Da sie keine Alternative sehen, ein kontrolliertes Bewegungsprogramm zu absolvieren, verlaufen ihre guten Vorsätze im Sand. Deshalb besteht ein dringender Bedarf an zeitlich begrenzten individuellen Trainingseinheiten, durch die die Patienten das Selbstbewusstsein und die Fitness erreichen, die ihnen dann die Teilnahme an einer weiterführenden Therapie in einer Gruppe erleichtern.

Individuelle Bewegungsprogramme für Privatpatienten

Lediglich für Patienten, die Mitglied einer privaten Krankenversicherung sind, besteht die Möglichkeit, eine individuell angepasste Therapie auf Kosten ihrer Versicherung durchzuführen. Hierbei kann unter sorgfältiger Überwachung bei entsprechender Indikation ein bewegungstherapeutisches Programm als echte ärztliche Leistung absolviert und auch abgerechnet werden. Es versteht sich, dass eine derartige Therapie zeitlich begrenzt ist.
Wie etwa auch bei der Krankengymnastik soll die erste Phase der Bewegungstherapie lediglich als »Hilfe zur Selbsthilfe« verstanden werden. Dabei hilft Bewegung nicht nur, Beschwerden und Krankheiten zu heilen; für die Betroffenen bietet sie zwei weitere nicht zu unterschätzende Vorteile: Sie erleben – oftmals nach Jahren körperlicher Inaktivität – erstmals wieder das Gefühl einer körperlichen Anstrengung und ein gesteigertes Wohlbefinden. Und sie lernen während der Therapie, wie Training »funktioniert«. So erwerben sie die Kompetenz, sich künftig in einem Fitness-Studio selbstständig ihr Trainingsprogramm zusammenzustellen. Bei vielen Patienten markiert die ärztlich durchgeführte Bewegungstherapie den Beginn einer langfristigen Umstellung des Lebensstils hin zu einem bewegungsbetonten Alltag.

Register

Adenosintriphosphat (ATP) 20f.
Adipositas (krankhafte Fettsucht) 108ff., 112, 115
Adrenalin 53, 63, 75
Aktin 20f.
Aminosäure 21
Angina pectoris 34, 102
Arterien 32f., 34
Arteriosklerose 32, 104
arteriosklerosische Veränderungen 32
Arthritis 181ff.,
Arthrose 167, 174ff., 188
Asthma 144ff., 148, 150
Ausdauerbelastung 43, 51
Ausdauersportarten 83f., 85
Ausdauertraining 44ff., 67, 71, 75ff., 84, 122

Bandscheibenvorfall 161
Belastungsintensitäten 60, 82ff.
Belastungsreiz 24
Bewegungsapparat 14, 24, 52
Bewegungsmangel 14ff., 32, 38f., 40, 108, 160, 186
Bewegungsprogramm 87f., 91, 100, 123, 152, 205f.
Bewegungstherapie 48, 51, 63f., 82ff., 84, 86ff., 89ff., 99ff. 102, 106ff.,114, 122, 126, 128ff., 140, 143ff., 165, 168, 170, 175, 179, 187ff., 192ff., 198, 203
Blutdruck 38, 75, 120ff., 127, 131
Bluthochdruck (Hypertonie) 23, 119f., 121ff., 124ff., 128ff., 134, 159, 165
Body-Mass-Index (BMI) 110f., 112, 115
Bronchialschleimhaut 144

Chemotherapie 190ff.
Chronisch obstruktive Lungenerkrankung (COPD) 149ff., 183

Depression 194ff., 198, 202ff.
– manische Depression 196
Diabetes Typ 1 154ff.
Diabetes Typ 2 22, 38, 78, 96, 99, 111, 128ff., 156f.
Dysbalance 168ff., 179

EKG 118, 132
Endothel 93, 123, 154
Energieaufnahme und –verbrauch 10ff.
Energiekreislauf 18
Energieumsatz 11
Entzündungstheorie 129f.
Erythrozyten 73

Fettstoffwechsel 116, 126
Fettstoffwechselstörung (Hypertriglyzeridämie) 18, 22, 95, 103f., 106ff.
Fibrin 34

Galen von Pergamon 16
Gefäßveränderung 89
Gelenkflüssigkeit 29
Gelenkknorpel 29
Gelenkprobleme 166ff.
Gelenkchirurgie 178
Gelenkersatz 166
Gelenkoperation 178, 180
Glukosemolekül 91, 93
Glukosezufuhr 92
Gene 8, 12
Grundlagenausdauer 66

Hämoglobin 68f., 73
HDL-Cholesterin 106, 126, 157
Herzfrequenz 61f., 116f.
Herzinfarkt 17f., 36, 89, 103, 119, 130, 133, 205ff.
Herzinfarktrisiko 35, 37
Herzinsuffizienz 135, 137ff., 151
Herzkranzarterien 33ff.
Herz-Kreislauf-Erkrankungen 32, 86, 105, 111, 114, 120, 157, 183, 200
Herz-Kreislauf-System 12, 14, 52, 69, 84ff., 96, 101, 124, 150, 180
Herzleistung 41
Hydrotherapie 16
Hypertrophietraining 72
Hypoglykämie (Unterzucker) 156
Hypokrates 16f.

Immunsystem 78f.
Insulin 21f., 88f., 100, 155f.
Insulinkonzentration 22, 92
Insulinresistenz 22, 88ff., 90, 93ff., 96, 106
Interleukine 79ff.
Intervalltraining 141

Kinder 38
Knochenhaut 28
Knochenmark 30
Knochensubstanz 31
Knochenzellen 31
Kompression 31
Koronare Herzkrankheit 33, 37, 96, 98, 128, 137, 165
Krafttraining 54f.
Krebs/Krebserkrankungen 46ff., 189ff.
– Brustkrebs 46
– Darmkrebs 46,
Kreuz-Darmbein-Gelenk 164f.
Kyphose 26ff.

Laktat 64
Laktatbildung 64
Laktat-Leistungs-Kurve (LLK) 65ff.
Laktattest 64ff.
LDL-Cholesterin 126, 157
Lendenwirbelsäule 27
Leukozyten 73

Magnetresonanztomografie 114
Metabolisches Syndrom 22ff., 88ff.
Muskelmasse 25
Muskulatur 12, 14f., 19, 24, 26ff., 52ff., 85, 40, 88
Mineraldepot 30
Mitochondrien 69
Myosin 20f.

Nervenschädigung (Neuropathie) 159f.
Nervensystem 76f.
Nervensystem, vegetatives 74f.
Noradrenalin 53, 62, 197ff.

Osteoblasten 31f.
Osteoporose 185ff.

Präventionsprogramm 204f

Rheuma (rheumatoide Arthritis) 181ff.
Rückenmark 30
Rückenschmerzen 18, 160ff.
Rumpfmuskulatur 25, 51

Schlaganfall 123
Schwelle, anaerobe 53
Serotonin 197ff., 201
Spirometriesystem 70
Stoffwechsel 117, 127, 140, 156
Stoffwechselstörung 38
Superkompensation 48ff.
Synergisten 58

Tennisellbogen 28
Tumor 47, 189
Tumor-Nekrose-Faktor (TNF) 79f., 129, 183

Übergewicht (Adipositas) 108ff.
Unterhautfettgewebe 110

Verletzungsrisiko 55

Waist to Hip Ratio (WHR) 110ff.
Winterdepression 196
Wirbelkörper 28
Wirbelsäule 25ff., 30

Über den Autor:

Prof. Dr. med. Klaus-Michael Braumann ist Professor für Sportmedizin an der Universität Hamburg und seit über zehn Jahren Leiter des dortigen Instituts für Sport- und Bewegungsmedizin. Einen Schwerpunkt seiner Arbeit bildet die Erforschung der Effekte von Bewegungstherapie sowie die Erarbeitung bewegungstherapeutischer Programme für verschiedene Krankheiten (beispielsweise Adipositas, Brust- und Darmkrebs, Diabetes, Depressionen, Herzinsuffizienz). Prof. Braumann ist ärztlicher Leiter des Olympiastützpunkts Hamburg/Schleswig-Holstein und betreut seit vielen Jahren Spitzensportler aus verschiedenen Disziplinen (mit Schwerpunkt in den Spielsportarten Fußball, Hockey, Eishockey).